中华经典中医歌诀彩图版

药性歌括四百味

明·龚廷贤 撰 谢 宇 主编

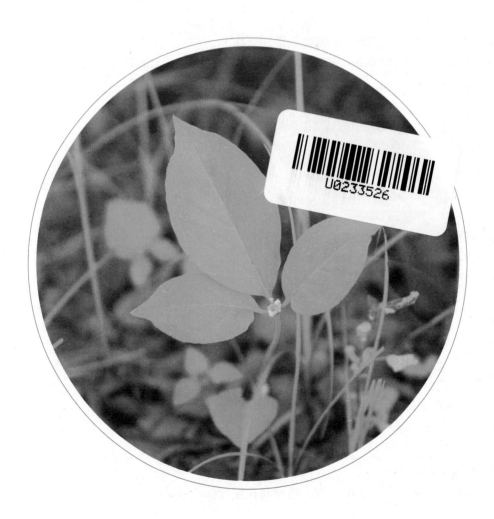

U0233526

山西科学技术出版社
·太原·

图书在版编目（CIP）数据

中华经典中医歌诀彩图版．药性歌括四百味 ／ 谢宇
主编．-- 太原：山西科学技术出版社，2024.1
　　ISBN 978-7-5377-6259-5

　　Ⅰ．①中… Ⅱ．①谢… Ⅲ．①中药性味－方歌 Ⅳ．
①R289.4

中国国家版本馆CIP数据核字（2023）第225199号

中华经典中医歌诀彩图版——药性歌括四百味
ZHONGHUAJINGDIANZHONGYIGEJUECAITUBAN　YAOXINGGEKUOSIBAIWEI

出 版 人	阎文凯	
主　　编	谢 宇	
策 划 人	谢 宇	
责 任 编 辑	杨兴华	
封 面 设 计	袁 野	
出 版 发 行	山西出版传媒集团·山西科学技术出版社	
	地址：太原市建设南路21号　邮编：030012	
编 辑 部 电 话	0351-4922078	
发 行 部 电 话	0351-4922121	
经　　销	各地新华书店	
印　　刷	三河市嵩川印刷有限公司	
开　　本	690mm×970mm　1/16	
印　　张	8	
字　　数	89千字	
版　　次	2024年1月第1版	
印　　次	2024年1月三河第1次印刷	
书　　号	ISBN 978-7-5377-6259-5	
定　　价	58.00元	

编委会名单

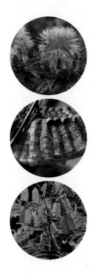

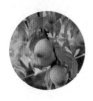

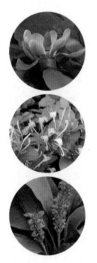

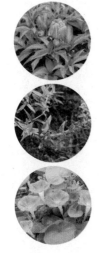

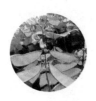

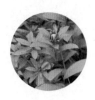

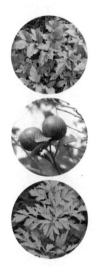

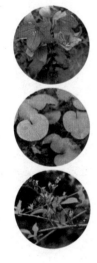

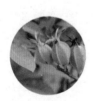

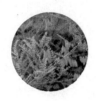

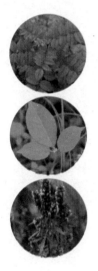

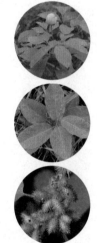

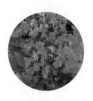

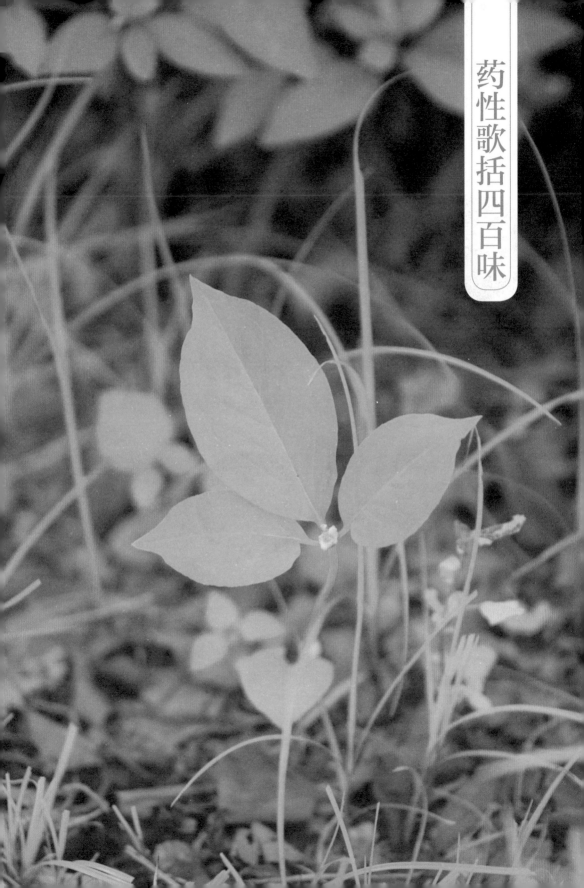

诸药之性，各有奇功，温凉寒热，补泻宣通。

君臣佐使，运用于衷，相反畏恶，立见吉凶。

人参味甘，大补元气，止渴生津，调荣养卫。

黄芪性温，收汗固表，托疮生肌，气虚莫少。

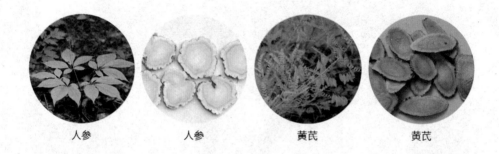

人参　　　　人参　　　　黄芪　　　　黄芪

白术甘温，健脾强胃，止泻除湿，兼祛痰痞。

茯苓味淡，渗湿利窍，白化痰涎，赤通水道。

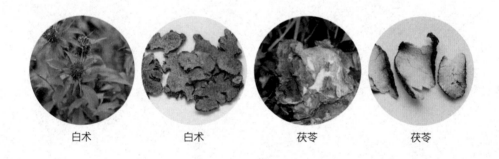

白术　　　　白术　　　　茯苓　　　　茯苓

甘草甘温，调和诸药，炙则温中，生则泻火。

当归甘温，生血补心，扶虚益损，逐瘀生新。

白芍酸寒，能收能补，泻痢腹痛，虚寒勿与。

赤芍酸寒，能泻能散，破血通经，产后勿犯。

生地微寒，能消温热，骨蒸烦劳，兼消破血。

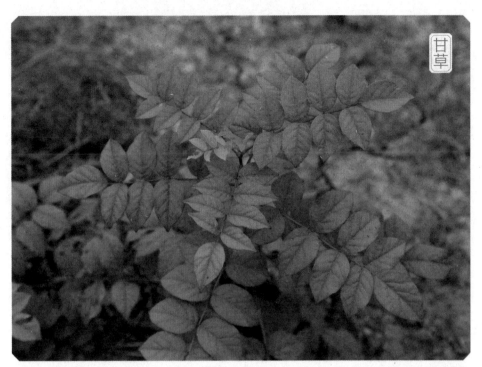

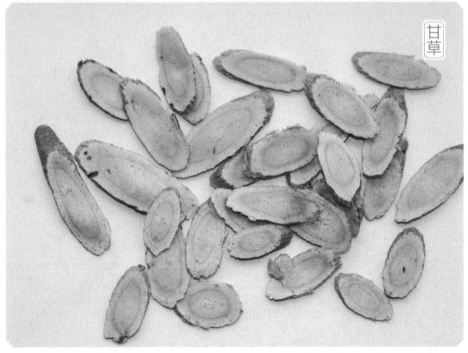

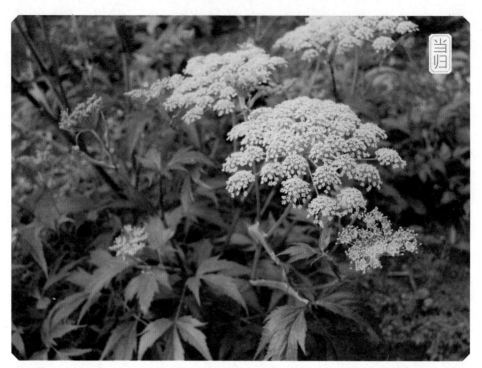

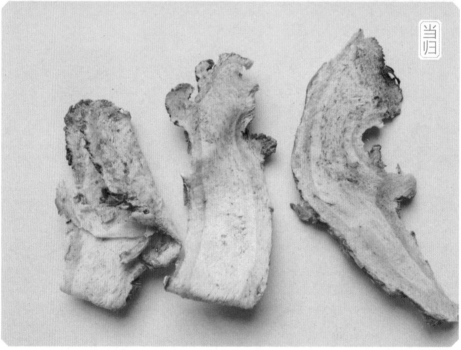

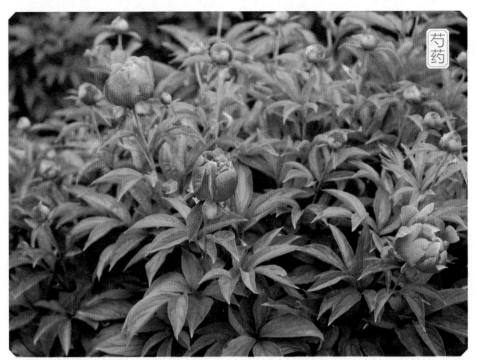

芍药

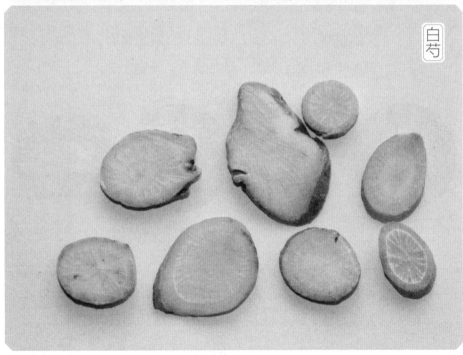

白芍

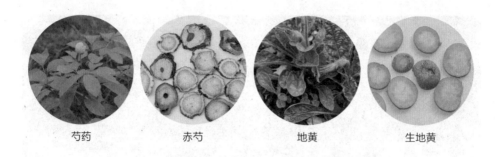

芍药　　　　赤芍　　　　地黄　　　　生地黄

熟地微温，滋肾补血，益髓填精，乌须黑发。

麦门甘寒，解渴祛烦，补心清肺，虚热自安。

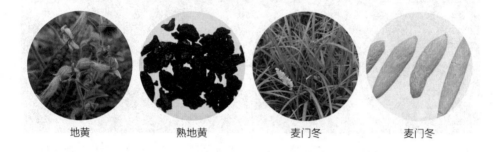

地黄　　　　熟地黄　　　　麦门冬　　　　麦门冬

天门甘寒，肺痿肺痈，消痰止嗽，喘热有功。

黄连味苦，泻心除痞，清热明眸，厚肠止痢。

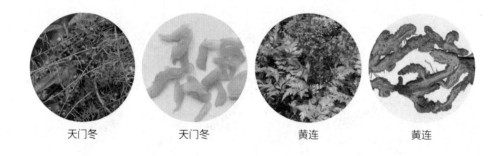

天门冬　　　　天门冬　　　　黄连　　　　黄连

黄芩苦寒，枯泻肺火，子清大肠，湿热皆可。

黄柏苦寒，降火滋阴，骨蒸湿热，下血堪任。

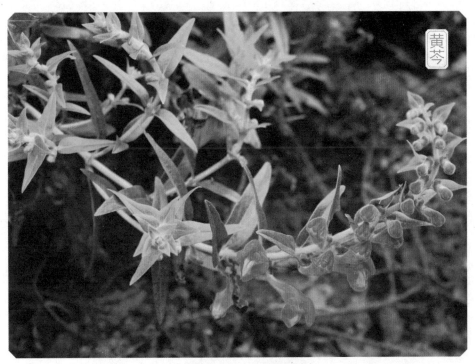

黄芩

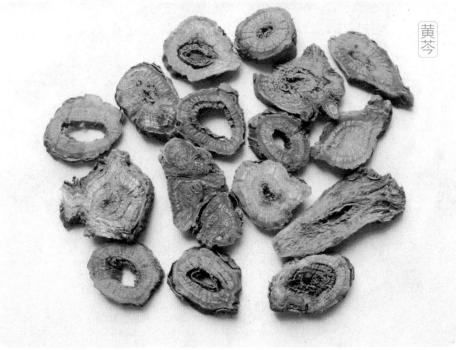

黄芩

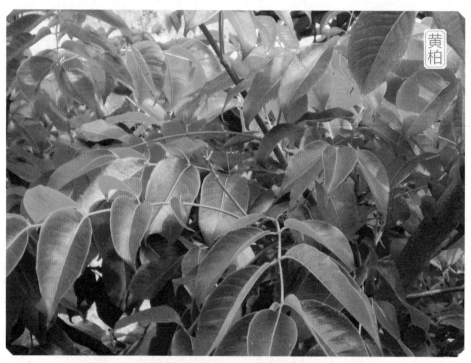

黄柏

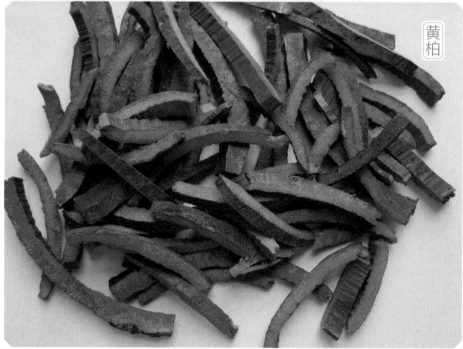

黄柏

栀子性寒，解郁除烦，吐衄胃痛，火降小便。

连翘苦寒，能消痈毒，气聚血凝，湿热堪逐。

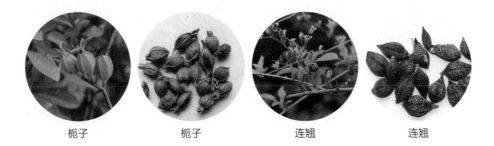

栀子　　　　　栀子　　　　　连翘　　　　　连翘

石膏大寒，能泻胃火，发渴头疼，解肌立妥。

滑石沉寒，滑能利窍，解渴除烦，湿热可疗。

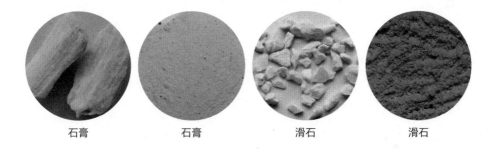

石膏　　　　　石膏　　　　　滑石　　　　　滑石

贝母微寒，止嗽化痰，肺痈肺痿，开郁除烦。

大黄苦寒，实热积聚，蠲痰润燥，疏通便闭。

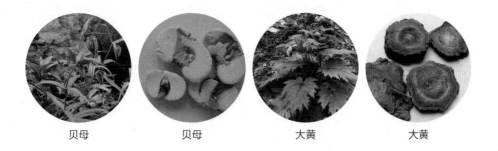

贝母　　　　　贝母　　　　　大黄　　　　　大黄

柴胡味苦，能泻肝火，寒热往来，疟疾均可。

前胡微寒，宁嗽化痰，寒热头痛，痞闷能安。

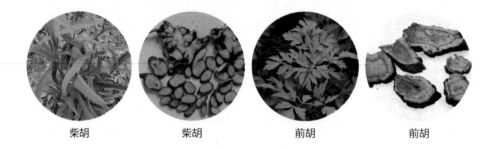

柴胡　　　　柴胡　　　　前胡　　　　前胡

升麻性寒，清胃解毒，升提下陷，牙痛可逐。

桔梗味苦，疗咽肿痛，载药上升，开胸利壅。

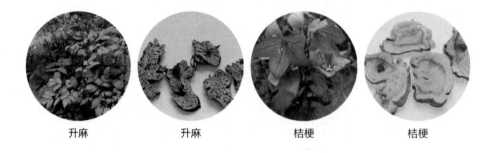

升麻　　　　升麻　　　　桔梗　　　　桔梗

紫苏叶辛，风寒发表，梗下诸气，消除胀满。

麻黄味辛，解表出汗，身热头痛，风寒发散。

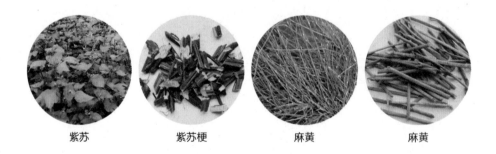

紫苏　　　　紫苏梗　　　麻黄　　　　麻黄

葛根味甘，祛风发散，温疟往来，止渴解酒。

薄荷味辛，最清头目，祛风化痰，骨蒸宜服。

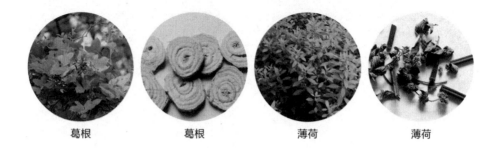

葛根　　　　葛根　　　　薄荷　　　　薄荷

防风甘温，能除头晕，骨节痹疼，诸风口噤。

荆芥味辛，能清头目，表汗祛风，治疮消瘀。

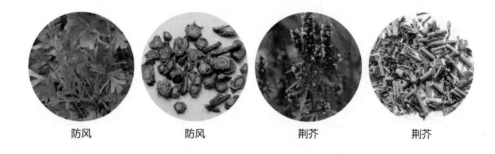

防风　　　　防风　　　　荆芥　　　　荆芥

细辛辛温，少阴头痛，利窍通关，风湿皆用。

羌活微温，祛风除湿，身痛头疼，舒筋活血。

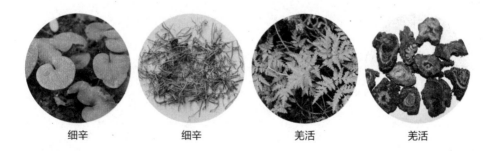

细辛　　　　细辛　　　　羌活　　　　羌活

独活辛苦，颈项难舒，两足湿痹，诸风能除。

知母味苦；热渴能除，骨蒸有汗，痰咳皆舒。

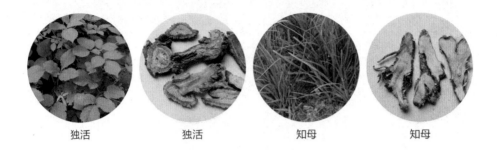

独活　　　　　独活　　　　　知母　　　　　知母

白芷辛温，阳明头痛，风热瘙痒，排脓通用。

藁本气温，除头巅顶，寒湿可祛，风邪可屏。

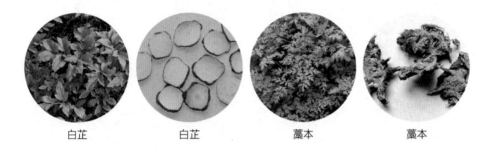

白芷　　　　　白芷　　　　　藁本　　　　　藁本

香附辛苦，快气开郁，止痛调经，更消宿食。

乌药辛温，心腹胀痛，小便滑数，顺气通用。

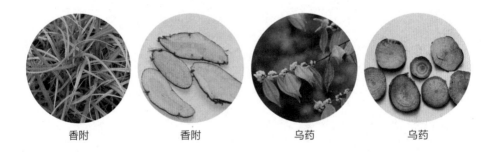

香附　　　　　香附　　　　　乌药　　　　　乌药

枳实味苦，消食除痞，破积化痰，冲墙倒壁。

枳壳微温，快气宽肠，胸中气结，胀满堪尝。

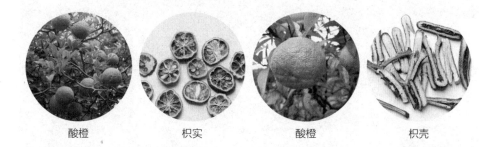

酸橙　　　　枳实　　　　酸橙　　　　枳壳

白蔻辛温，能祛瘴翳，益气调元，止呕和胃。

青皮苦温，能攻气滞，削坚平肝，安胃下食。

陈皮苦温，顺气宽膈，留白和胃，消痰去白。

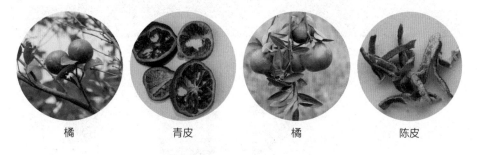

橘　　　　青皮　　　　橘　　　　陈皮

苍术苦温，健脾燥湿，发汗宽中，更祛瘴疫。

厚朴苦温，消胀泄满，痰气泻痢，其功不缓。

南星性热，能治风痰，破伤强直，风搐自安。

半夏味辛，健脾燥湿，痰厥头疼，嗽呕堪入。

藿香辛温，能止呕吐，发散风寒，霍乱为主。

槟榔辛温，破气杀虫，祛痰逐水，专除后重。

腹皮微温，能下膈气，安胃健脾，浮肿消去。

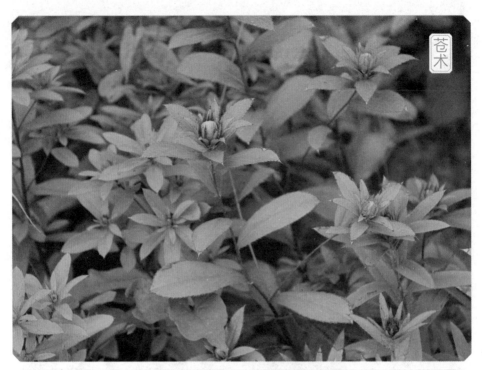

苍术

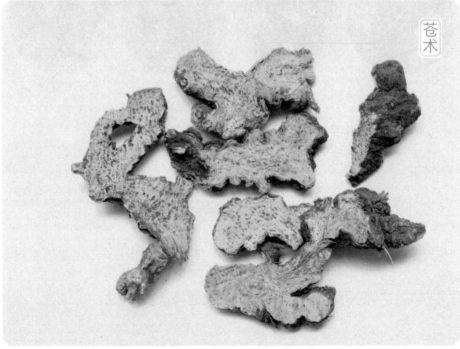

苍术

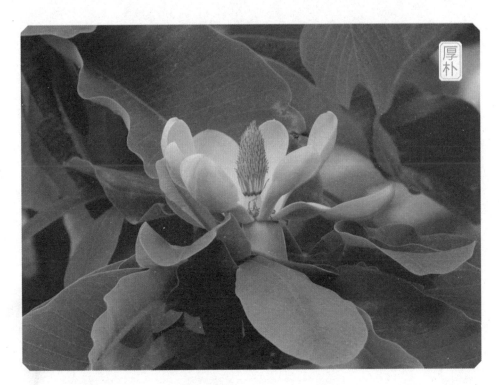

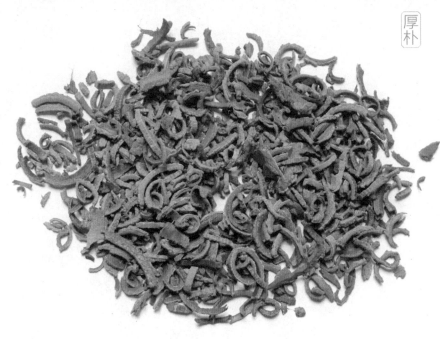

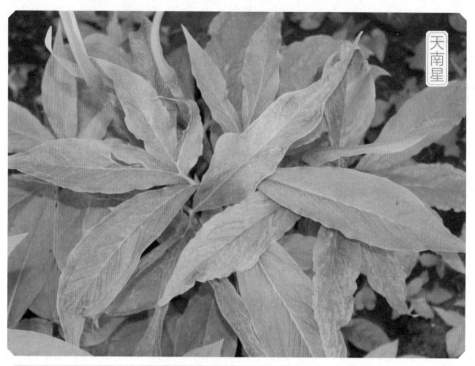

天南星

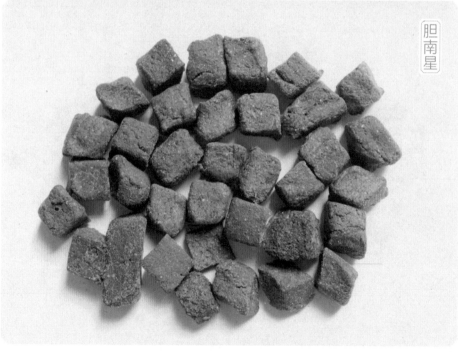

胆南星

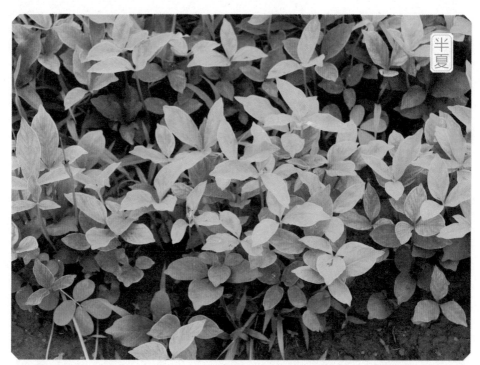

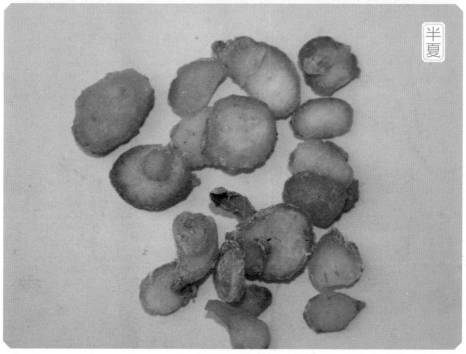

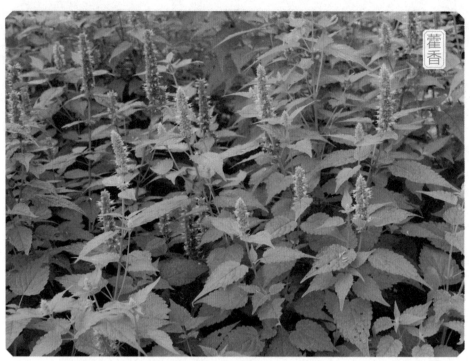

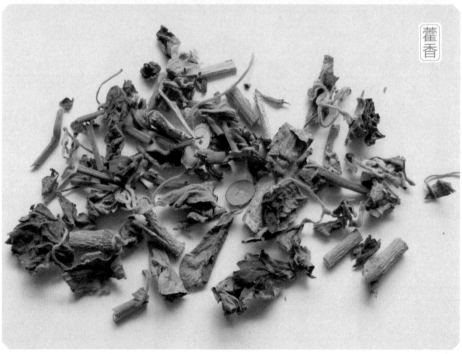

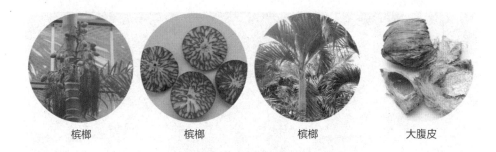

槟榔　　　　　　槟榔　　　　　　槟榔　　　　　　大腹皮

香薷味辛，伤暑便涩，霍乱水肿，除烦解热。

扁豆微温，转筋吐泻，下气和中，酒毒能化。

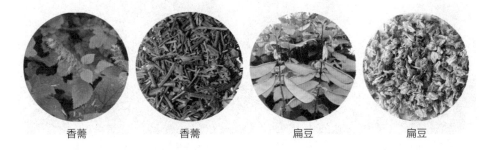

香薷　　　　　　香薷　　　　　　扁豆　　　　　　扁豆

猪苓味淡，利水通淋，消肿除湿，多服损肾。

泽泻甘寒，消肿止渴，除湿通淋，阴汗自遏。

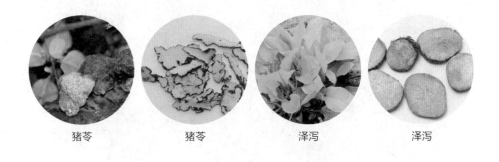

猪苓　　　　　　猪苓　　　　　　泽泻　　　　　　泽泻

木通性寒，小肠热闭，利窍通经，最能导滞。

车前子寒，尿涩眼赤，小便能通，大便能实。

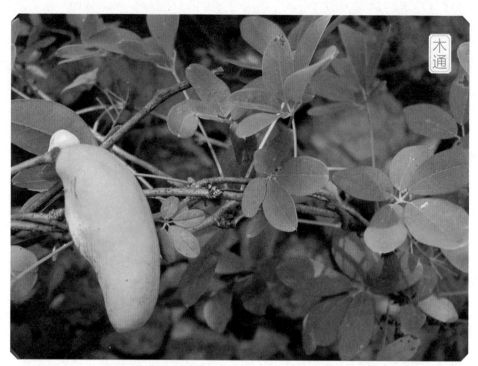

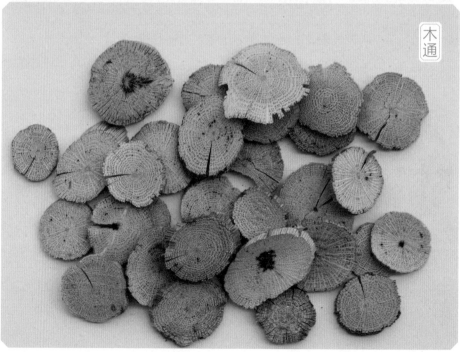

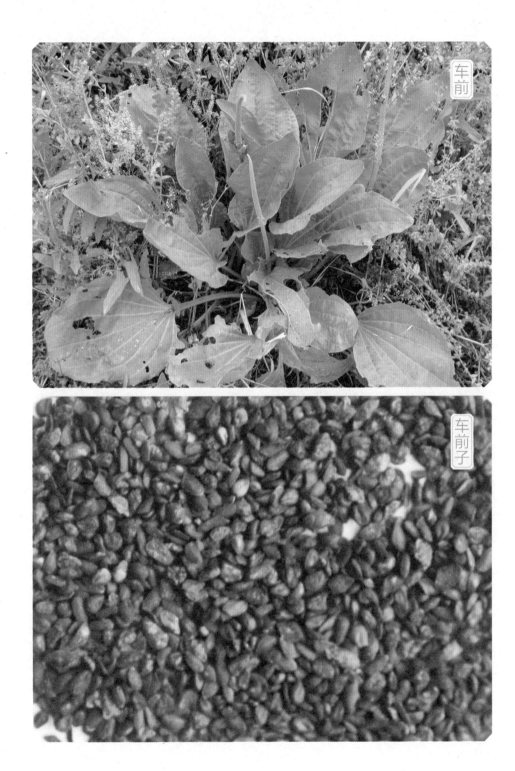

车前

车前子

地骨皮寒，解肌退热，有汗骨蒸，强阴凉血。
木瓜味酸，湿肿脚气，霍乱转筋，足膝无力。

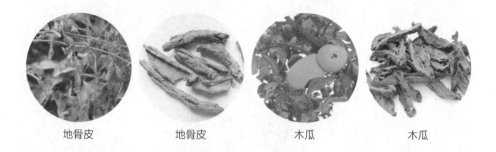

地骨皮　　　　地骨皮　　　　木瓜　　　　木瓜

威灵苦温，腰膝冷痛，消痰疬癖，风湿皆用。
牡丹苦寒，破血通经，血分有热，无汗骨蒸。

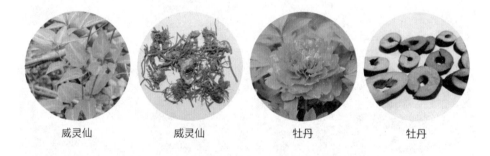

威灵仙　　　　威灵仙　　　　牡丹　　　　牡丹

玄参苦寒，清无根火，消肿骨蒸，补肾亦可。
沙参甘苦，消肿排脓，补肝益肺，退热除风。

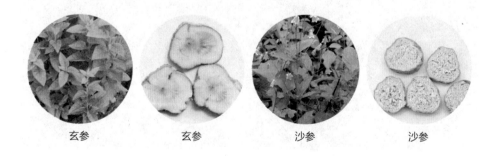

玄参　　　　玄参　　　　沙参　　　　沙参

丹参味苦，破积调经，生新去恶，祛除带崩。

苦参味苦，痛肿疮疥，下血肠风，眉脱赤癞。

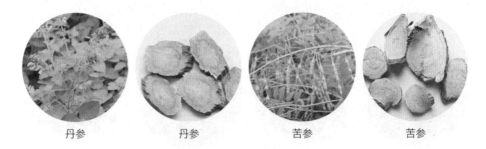

丹参　　　　丹参　　　　苦参　　　　苦参

龙胆苦寒，疗眼赤疼，下焦湿肿，肝经热烦。

五加皮温，祛痛风痹，健步坚筋，益精止沥。

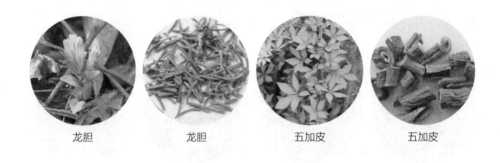

龙胆　　　　龙胆　　　　五加皮　　　　五加皮

防己气寒，风湿脚痛，热积膀胱，消痈散肿。

地榆沉寒，血热堪用，血痢带崩，金疮止痛。

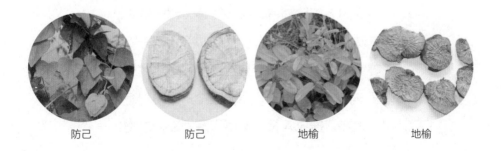

防己　　　　防己　　　　地榆　　　　地榆

茯神补心，善镇惊悸，恍惚健忘，兼除怒恚。

远志气温，能驱惊悸，安神镇心，令人多记。

酸枣味酸，敛汗驱烦，多眠用生，不眠用炒。

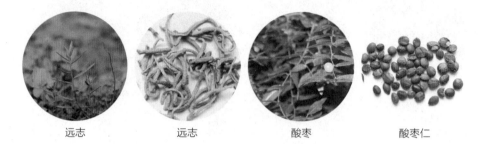

远志　　　　　远志　　　　　酸枣　　　　　酸枣仁

菖蒲性温，开心利窍，去痹除风，出声至妙。

柏子味甘，补心益气，敛汗润肠，更疗惊悸。

益智辛温，安神益气，遗尿遗精，呕逆皆治。

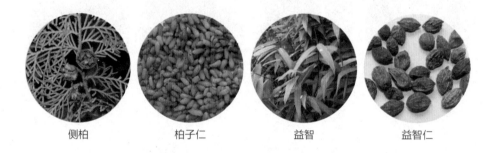

侧柏　　　　　柏子仁　　　　益智　　　　　益智仁

甘松味香，善除恶气，治体香肌，心腹痛已。

小茴性温，能除疝气，腹痛腰疼，调中暖胃。

大茴味辛，疝气脚气，肿痛膀胱，止呕开胃。

干姜味辛，表解风寒，炮苦逐冷，虚热尤堪。

附子辛热，性走不守，四肢厥冷，回阳功有。

川乌大热，搜风入骨，湿痹寒疼，破积之物。

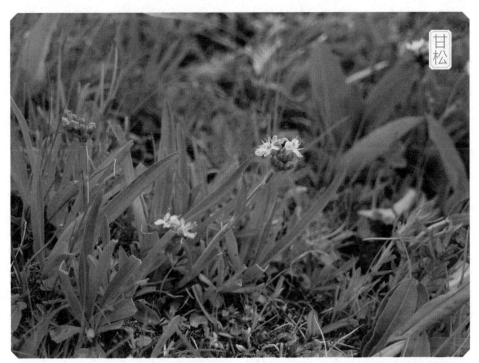

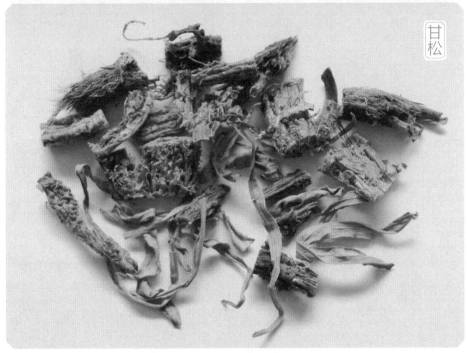

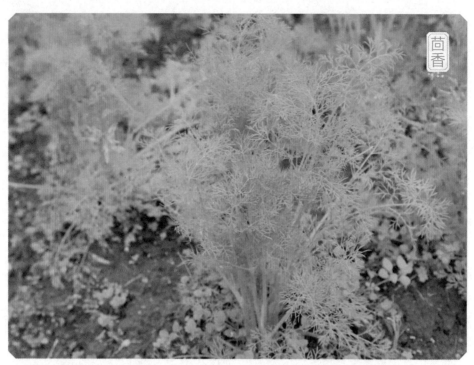

茴香

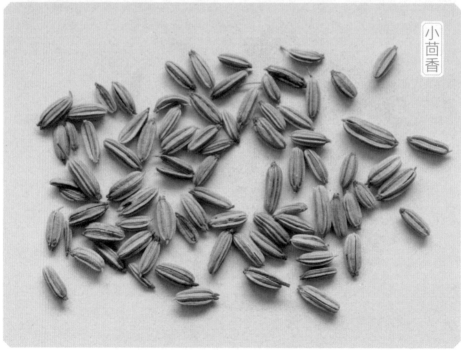

小茴香

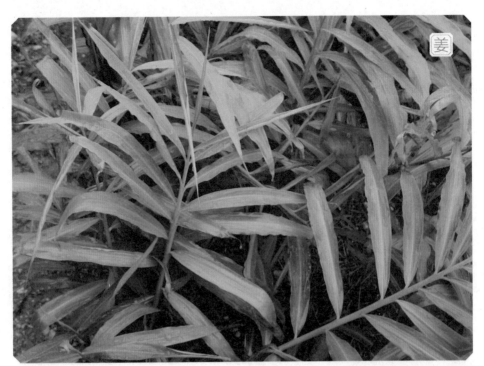

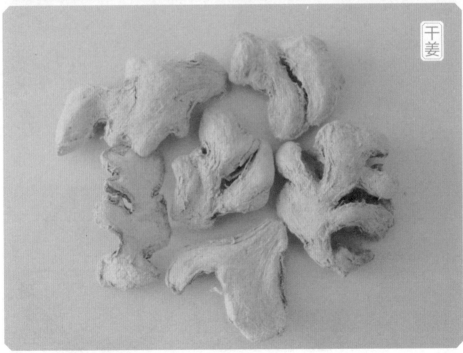

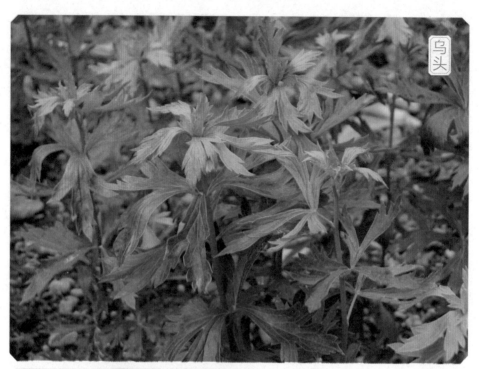

乌头

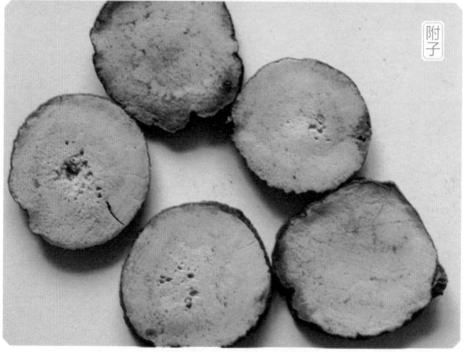

附子

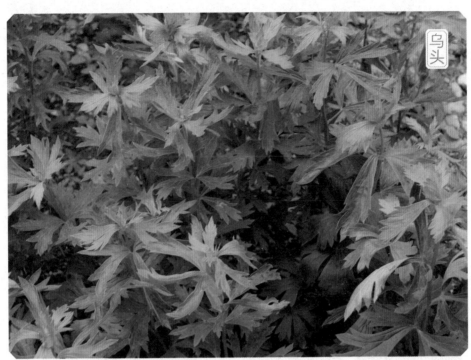

乌头

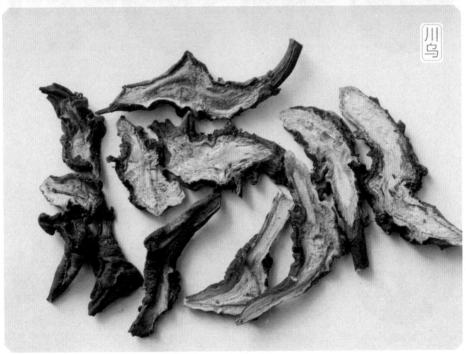

川乌

木香微温，散滞和胃，诸风能调，行肝泻肺。

沉香降气，暖胃追邪，通天彻地，卫气为佳。

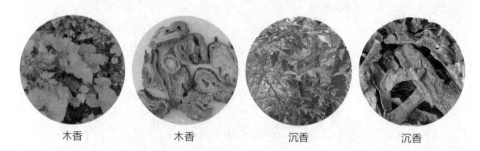

| 木香 | 木香 | 沉香 | 沉香 |

丁香辛热，能除寒呕，心腹疼痛，温胃可晓。

砂仁性温，养胃进食，止痛安胎，通经破滞。

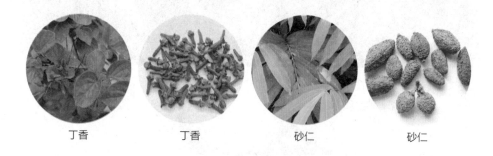

| 丁香 | 丁香 | 砂仁 | 砂仁 |

荜澄茄辛，除胀化食，消痰止哕，逐寒暖胃。

肉桂辛热，善通血脉，腹痛虚寒，温补可得。

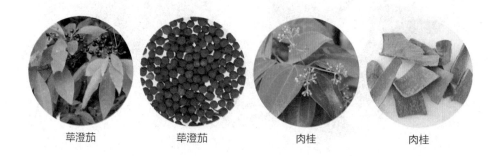

| 荜澄茄 | 荜澄茄 | 肉桂 | 肉桂 |

桂枝小梗，横行手臂，止汗舒筋，治手足痹。

吴茱辛热，能调疝气，心腹寒疼，酸水能治。

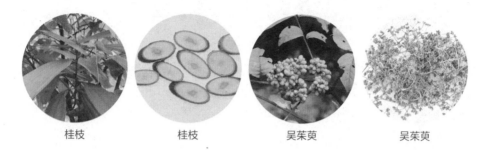

桂枝　　　　桂枝　　　　吴茱萸　　　　吴茱萸

延胡气温，心腹卒痛，通经活血，跌扑血崩。

薏苡味甘，专除湿痹，筋节拘挛，肺痈肺痿。

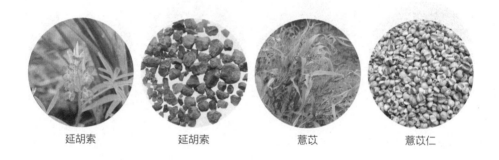

延胡索　　　延胡索　　　薏苡　　　　薏苡仁

肉蔻辛温，脾胃虚冷，泻痢不休，功可立等。

草蔻辛温，治寒犯胃，作痛吐呕，不食能食。

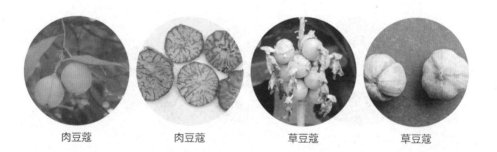

肉豆蔻　　　肉豆蔻　　　草豆蔻　　　草豆蔻

诃子味苦，涩肠止痢，痰嗽喘急，降火敛肺。

草果味辛，消食除胀，截疟逐痰，解瘟辟瘴。

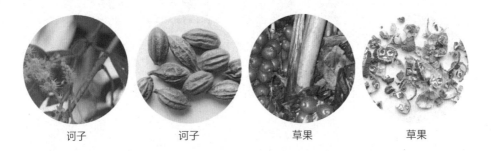

| 诃子 | 诃子 | 草果 | 草果 |

常山苦寒，截疟除痰，解伤寒热，水胀能宽。

良姜性热，下气温中，转筋霍乱，酒食能攻。

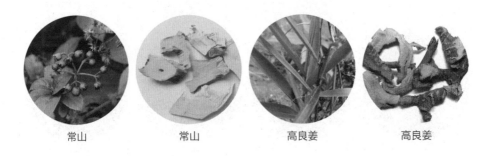

| 常山 | 常山 | 高良姜 | 高良姜 |

山楂味甘，磨消肉食，疗疝催疮，消膨健胃。

神曲味甘，开胃进食，破积逐痰，调中下气。

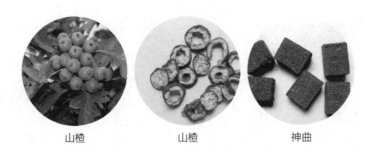

| 山楂 | 山楂 | 神曲 |

麦芽甘温，能消宿食，心腹膨胀，行血散滞。

苏子味辛，驱痰降气，止咳定喘，更润心肺。

白芥子辛，专化胁痰，疟蒸痞块，服之能安。

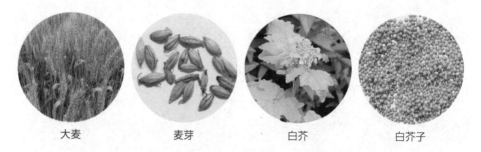

大麦　　　麦芽　　　白芥　　　白芥子

甘遂苦寒，破癥消痰，面浮蛊胀，利水能安。

大戟苦寒，消水利便，腹胀癥坚，其功瞑眩。

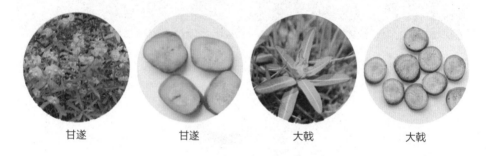

甘遂　　　甘遂　　　大戟　　　大戟

芫花寒苦，能消胀蛊，利水泻湿，止咳痰吐。

商陆苦寒，赤白各异，赤者消风，白利水气。

海藻咸寒，消瘿散疬，除胀破癥，利水通闭。

牵牛苦寒，利水消肿，蛊胀痃癖，散滞除壅。

葶苈辛苦，利水消肿，痰咳癥瘕，治喘肺痈。

瞿麦苦寒，专治淋病，清热破血，通经立应。

三棱味苦，利血消癖，气滞作痛，虚者当忌。

五灵味甘，血痢腹痛，止血用炒，行血用生。

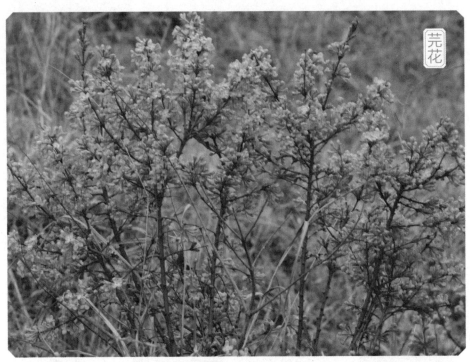

芫花

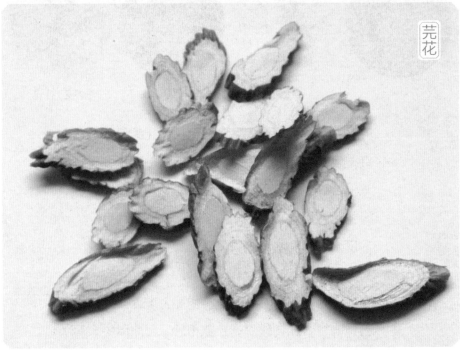

芫花

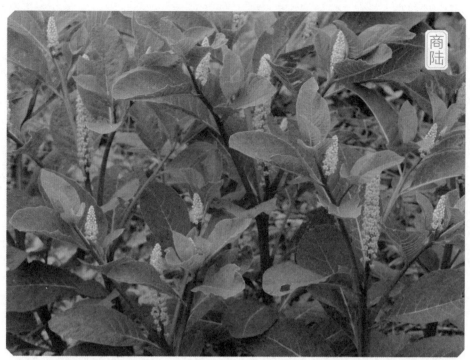

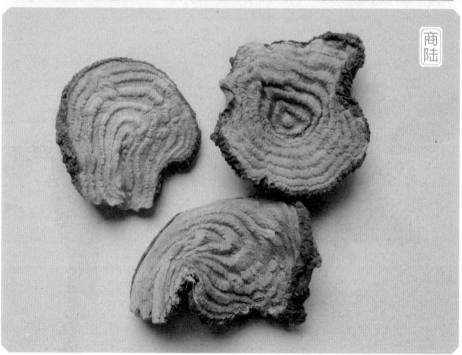

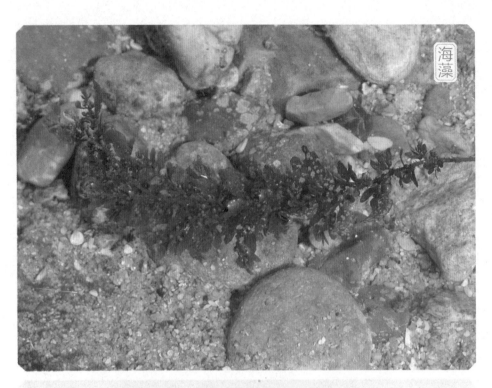

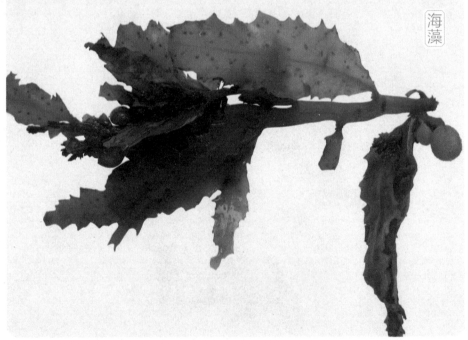

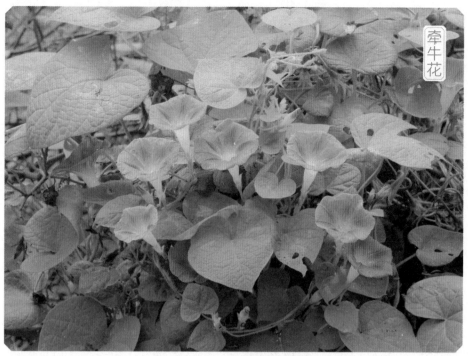

牵牛花

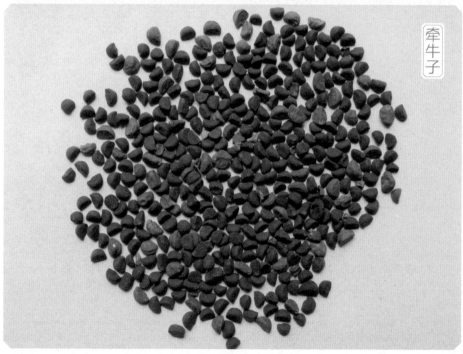

牵牛子

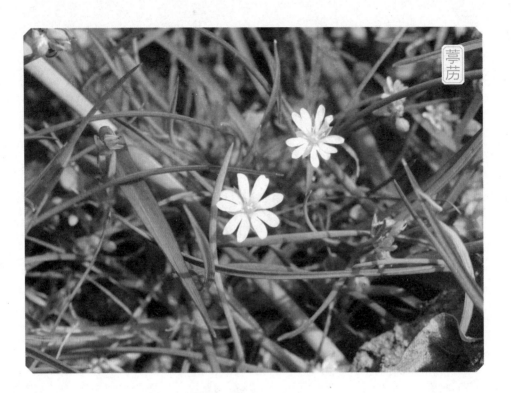

葶苈

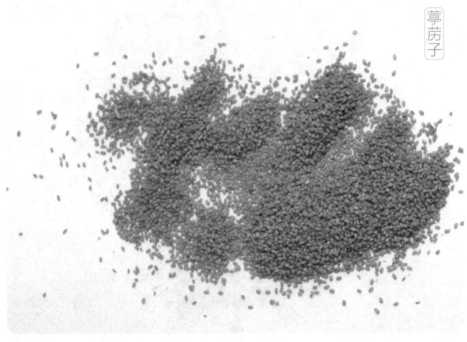

葶苈子

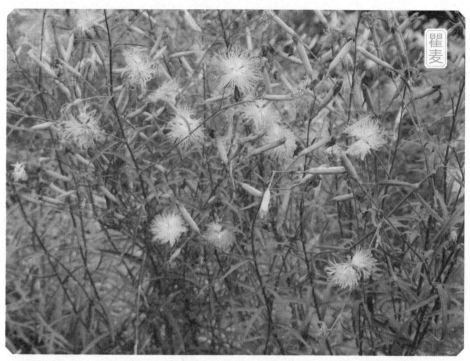

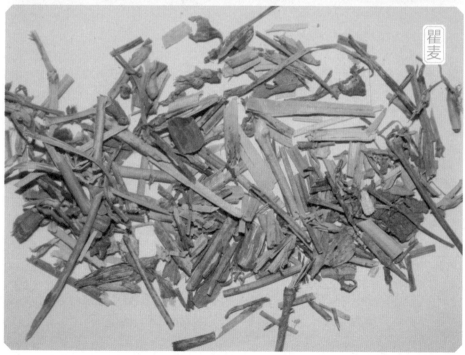

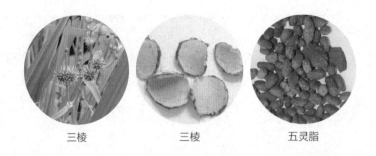

三棱　　　　　三棱　　　　　五灵脂

莪术温苦，善破痃癖，止痛消瘀，通经最宜。

干漆辛温，通经破瘕，追积杀虫，效如奔马。

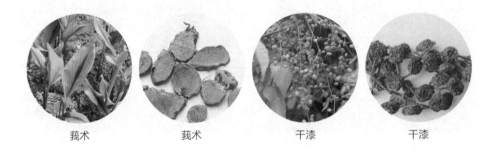

莪术　　　　莪术　　　　干漆　　　　干漆

蒲黄味甘，逐瘀止崩，补血须炒，破血用生。

苏木甘咸，能行积血，产后月经，兼治扑跌。

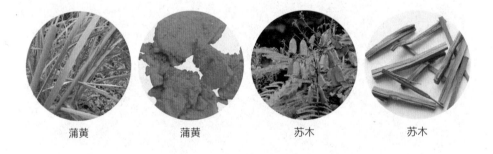

蒲黄　　　　蒲黄　　　　苏木　　　　苏木

桃仁甘平，能润大肠，通经破瘀，血瘕堪尝。

姜黄味辛，消痈破血，心腹结痛，下气最捷。

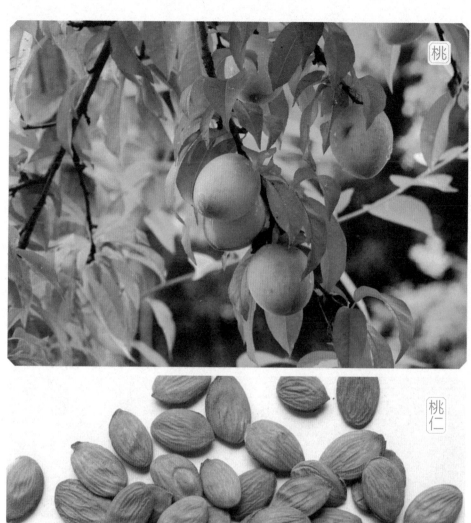

桃

桃仁

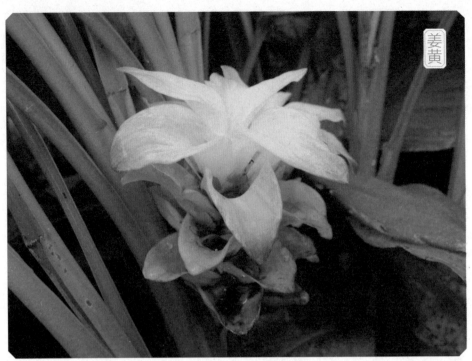

姜黄

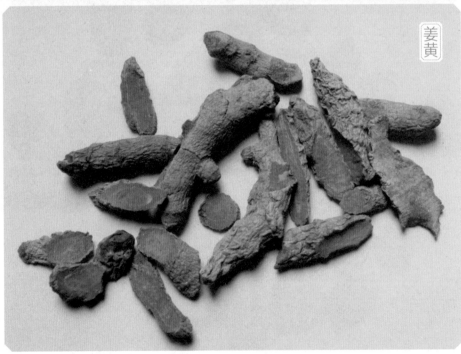

姜黄

郁金味苦，破血生肌，血淋尿血，郁结能舒。

金银花甘，疗痈无对，未成则散，已成则溃。

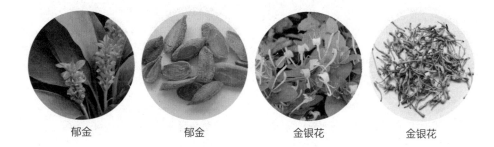

| 郁金 | 郁金 | 金银花 | 金银花 |

漏芦性寒，祛恶疮毒，补血排脓，生肌长肉。

蒺藜味苦，疗疮瘙痒，白癜头疮，翳除目朗。

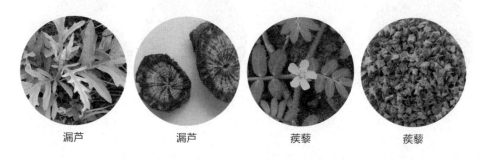

| 漏芦 | 漏芦 | 蒺藜 | 蒺藜 |

白及味苦，功专收敛，肿毒疮疡，外科最善。

蛇床辛苦，下气温中，恶疮疥癞，逐瘀祛风。

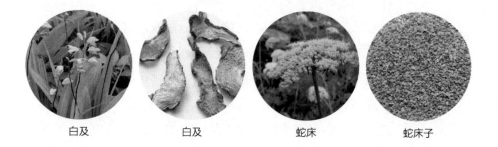

| 白及 | 白及 | 蛇床 | 蛇床子 |

天麻味甘，能驱头眩，小儿惊痫，拘挛瘫痪。
白附辛温，治面瘢疵，血痹风疮，中风痰湿。

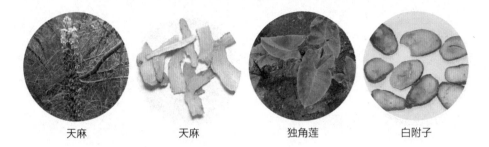

天麻　　　　天麻　　　　独角莲　　　　白附子

全蝎味辛，祛风痰毒，口眼㖞斜，风痫发搐。
蝉蜕甘平，消风定惊，杀疳除热，退翳侵睛。

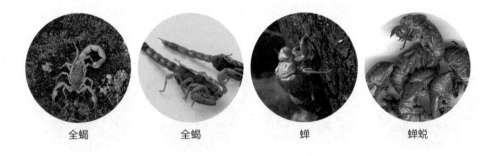

全蝎　　　　全蝎　　　　蝉　　　　蝉蜕

僵蚕味咸，诸风惊痫，湿痰喉痹，疮毒瘢痕。
蜈蚣味辛，蛇虺恶毒，止痉除邪，祛风逐瘀。
木鳖甘寒，能追疮毒，乳痈腰疼，消肿最速。
蜂房咸苦，惊痫瘈疭，牙疼肿毒，瘰疬乳痈。
花蛇温毒，瘫痪㖞斜，大风疥癞，诸毒称佳。
蛇蜕辟恶，能除翳膜，肠痔蛊毒，惊痫搐搦。
槐花味苦，痔漏肠风，大肠热痢，更杀蛔虫。
鼠粘子辛，能除疮毒，瘾疹风热，咽疼可逐。
茵陈味苦，退疸除黄，泻湿利水，清热为凉。
红花辛温，最消瘀热，多则通经，少则养血。

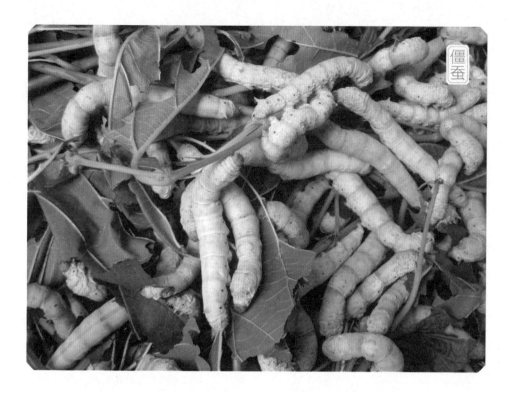

僵蚕

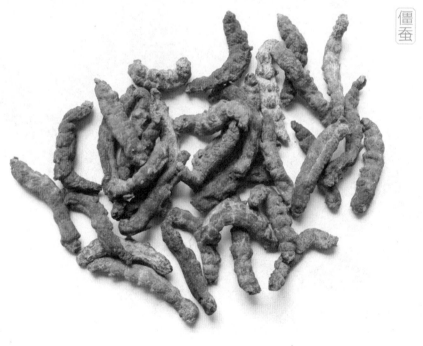

僵蚕

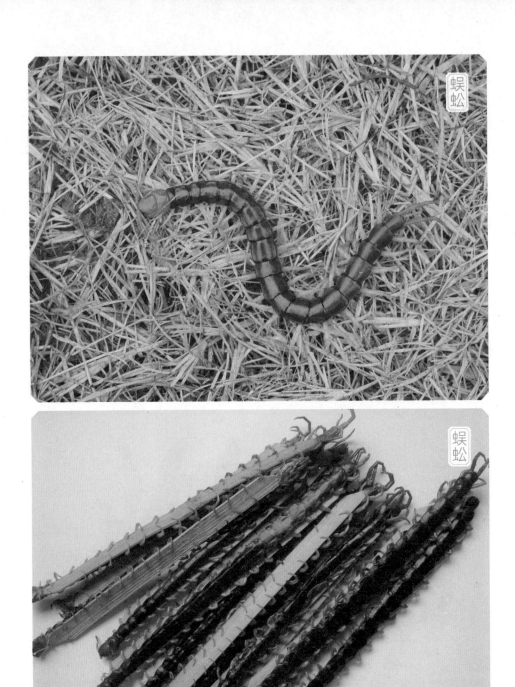

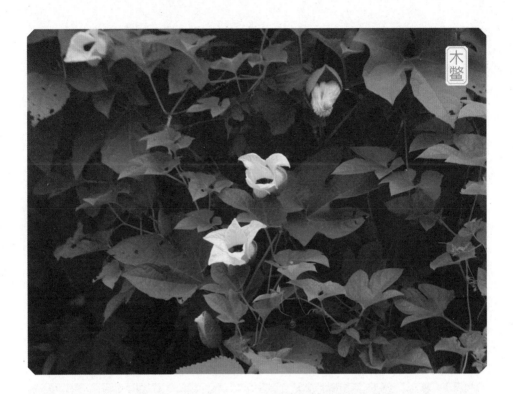

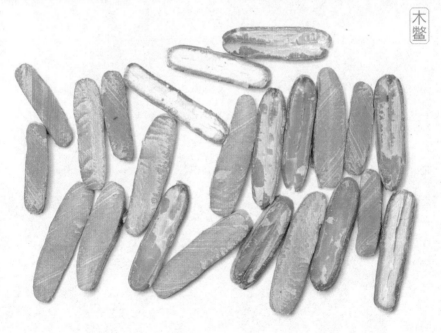

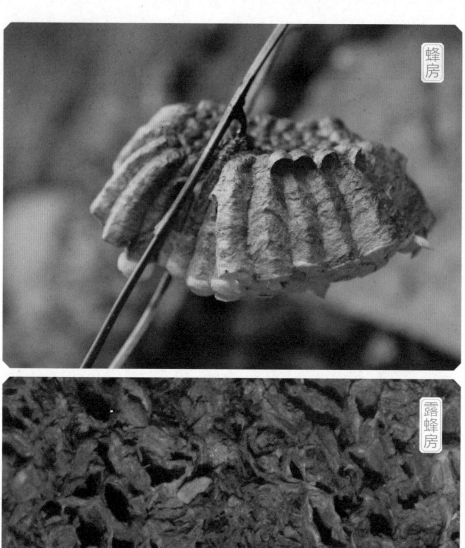

蜂房

露蜂房

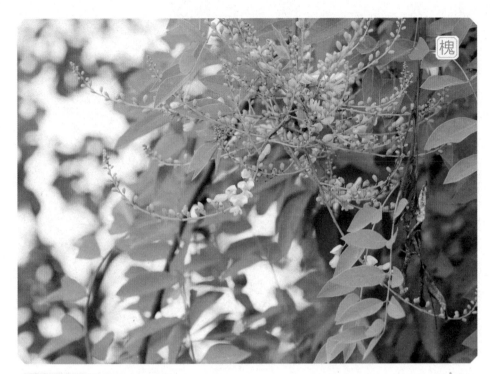

槐

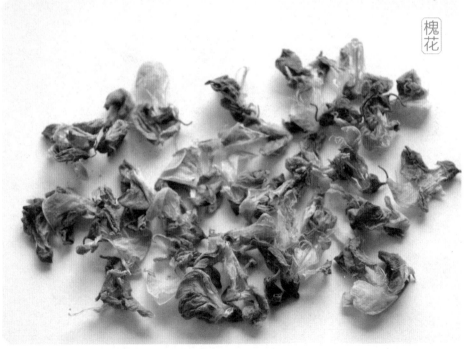

槐花

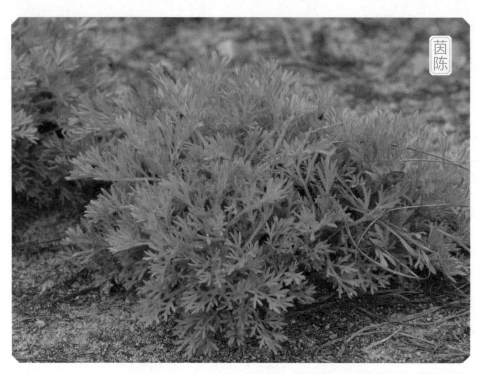

茵陈

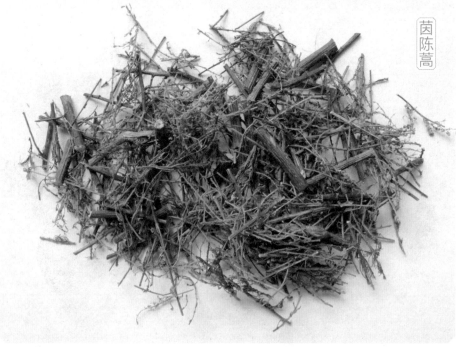

茵陈蒿

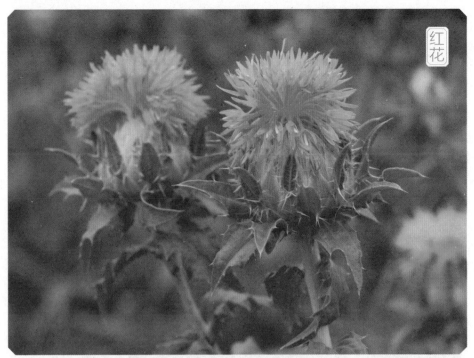

红花

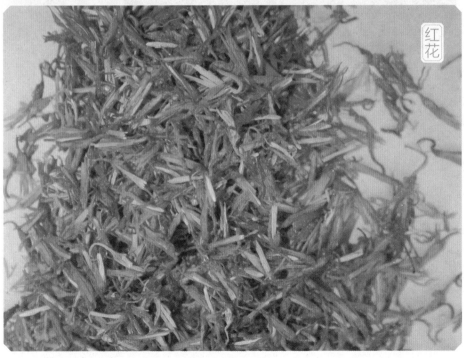

红花

蔓荆子苦，头疼能治，拘挛湿痹，泪眼堪除。

兜铃苦寒，能熏痔漏，定喘消痰，肺热久嗽。

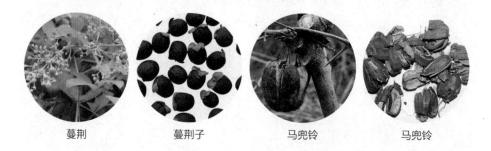

蔓荆　　　　蔓荆子　　　　马兜铃　　　　马兜铃

百合味甘，安心定胆，止嗽消浮，痈疽可啖。

秦艽微寒，除湿荣筋，肢节风痛，下血骨蒸。

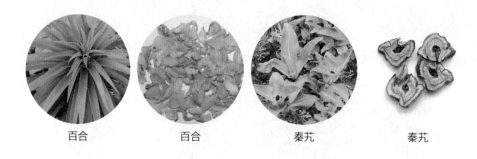

百合　　　　百合　　　　秦艽　　　　秦艽

紫菀苦辛，痰喘咳逆，肺痈吐脓，寒热并济。

款花甘温，理肺消痰，肺痈喘咳，补劳除烦。

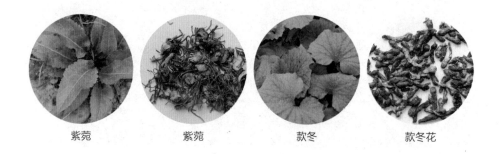

紫菀　　　　紫菀　　　　款冬　　　　款冬花

金沸草温，消痰止嗽，明目祛风，逐水尤妙。

桑皮甘辛，止嗽定喘，泻肺火邪，其功不浅。

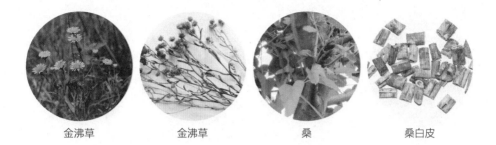

金沸草　　　金沸草　　　桑　　　桑白皮

杏仁温苦，风寒喘嗽，大肠气闭，便难切要。

乌梅酸温，收敛肺气，止渴生津，能安泻痢。

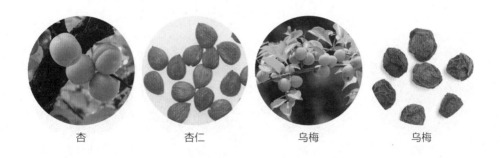

杏　　　杏仁　　　乌梅　　　乌梅

天花粉寒，止渴祛烦，排脓消毒，善除热痰。

瓜蒌仁寒，宁嗽化痰，伤寒结胸，解渴止烦。

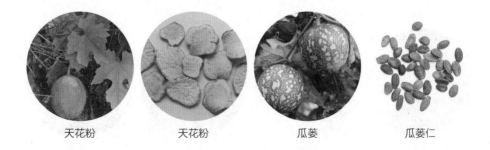

天花粉　　　天花粉　　　瓜蒌　　　瓜蒌仁

密蒙花甘，主能明目，虚翳青盲，服之效速。
菊花味甘，除热祛风，头晕目赤，收泪殊功。

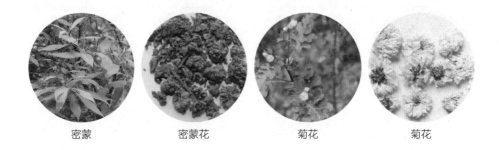

密蒙　　　　　密蒙花　　　　　菊花　　　　　菊花

木贼味甘，疏肝退翳，能止月经，更消积聚。
决明子甘，能祛肝热，目疼收泪，仍止鼻血。

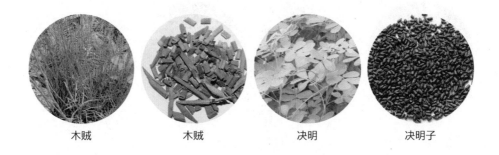

木贼　　　　　木贼　　　　　决明　　　　　决明子

犀角酸寒，化毒辟邪，解热止血，消肿毒蛇。
羚羊角寒，明目清肝，却惊解毒，神志能安。

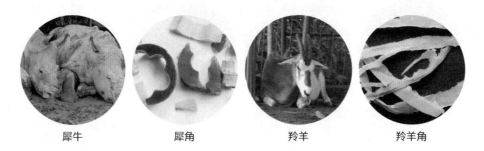

犀牛　　　　　犀角　　　　　羚羊　　　　　羚羊角

龟甲味甘，滋阴补肾，逐瘀续筋，更医颅囟。

鳖甲咸平，劳嗽骨蒸，散瘀消肿，去痞除崩。

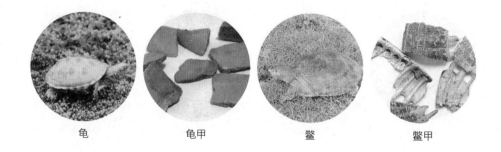

龟　　　龟甲　　　鳖　　　鳖甲

海蛤味咸，清热化痰，胸痛水肿，坚软结散。

桑上寄生，风湿腰痛，安胎止崩，疮疡亦用。

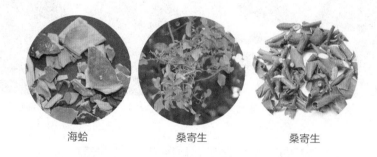

海蛤　　　桑寄生　　　桑寄生

火麻味甘，下乳催生，润肠通结，小水能行。

山豆根苦，疗咽肿痛，敷蛇虫伤，可救急用。

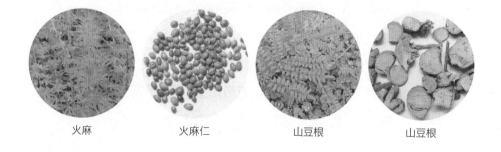

火麻　　　火麻仁　　　山豆根　　　山豆根

益母辛苦，女科为主，产后胎前，生新去瘀。

紫草苦寒，能通九窍，利水消膨，痘疹最要。

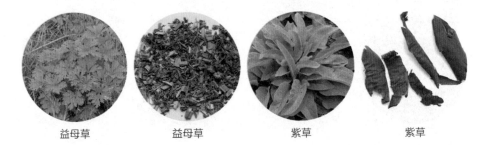

益母草　　　　益母草　　　　紫草　　　　紫草

紫葳味酸，调经止痛，崩中带下，癥瘕通用。

地肤子寒，去膀胱热，皮肤瘙痒，除热甚捷。

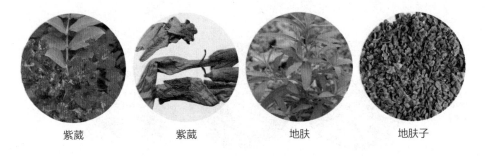

紫葳　　　　紫葳　　　　地肤　　　　地肤子

楝根性寒，能追诸虫，疼痛立止，积聚立通。

樗根味苦，泻痢带崩，肠风痔漏，燥湿涩精。

泽兰甘苦，痈肿能消，打扑伤损，肢体虚浮。

牙皂味辛，通关利窍，敷肿痛消，吐风痰妙。

芜荑味辛，驱邪杀虫，痔瘘癣疥，化食除风。

雷丸味苦，善杀诸虫，癫痫蛊毒，治儿有功。

胡麻仁甘，疗肿恶疮，熟补虚损，筋壮力强。

苍耳子苦，疥癣细疮，驱风湿痹，瘙痒堪尝。

蕤仁味甘，风肿烂弦，热胀胬肉，眼泪立痊。

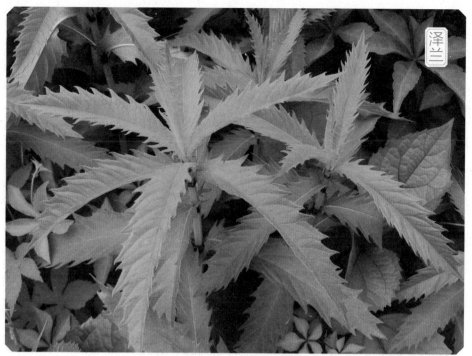

泽兰

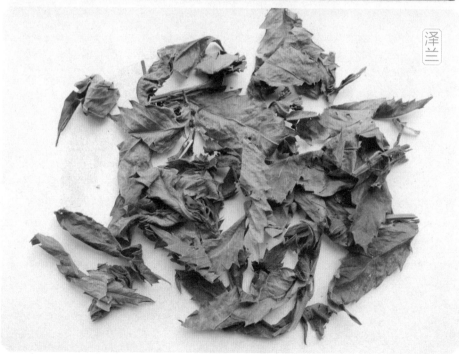

泽兰

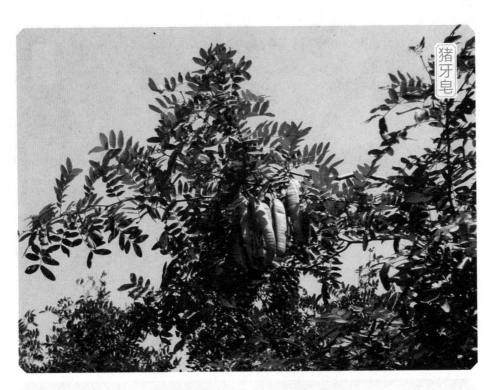

猪牙皂

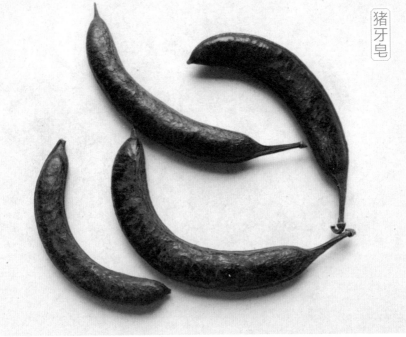

猪牙皂

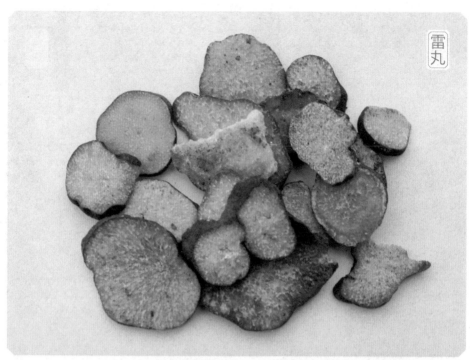

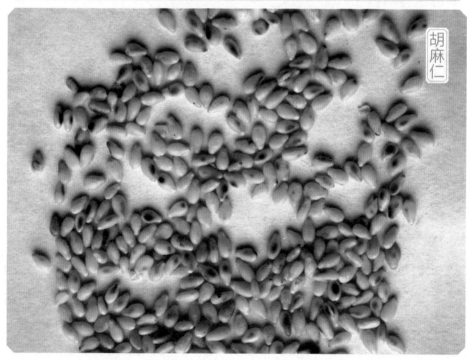

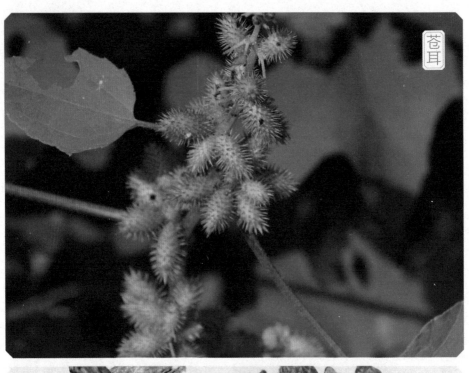

苍耳

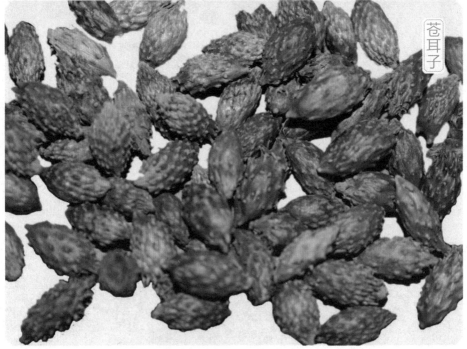

苍耳子

青葙子苦，肝脏热毒，暴发赤瘴，青盲可服。

谷精草辛，牙齿风痛，口疮咽痹，眼翳通用。

白薇大寒，疗风治疟，人事不知，热邪堪却。

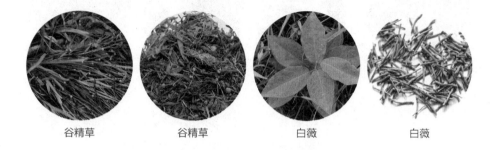

谷精草　　　　　谷精草　　　　　白薇　　　　　白薇

白蔹微寒，儿疟惊痫，女阴肿痛，痈疔可啖。

青蒿气寒，治疟效好，虚热盗汗，除骨蒸劳。

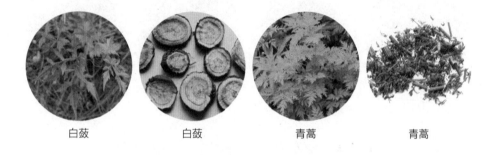

白蔹　　　　　白蔹　　　　　青蒿　　　　　青蒿

茅根味甘，通关逐瘀，止吐衄血，客热可去。

大小蓟苦，消肿破血，吐衄咯唾，崩漏可啜。

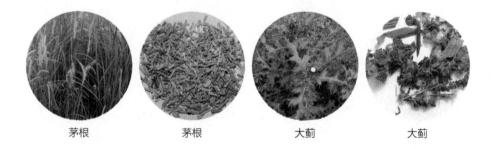

茅根　　　　　茅根　　　　　大蓟　　　　　大蓟

枇杷叶苦，偏理肺脏，吐哕不已，解酒清上。

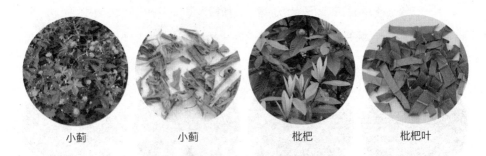

小蓟　　　　小蓟　　　　枇杷　　　　枇杷叶

木律大寒，口齿良药，瘰疬能治，心烦可却。
射干味苦，逐瘀通经，喉痹口臭，痈毒堪凭。
鬼箭羽苦，通经活络，驱邪止痛，杀虫祛结。

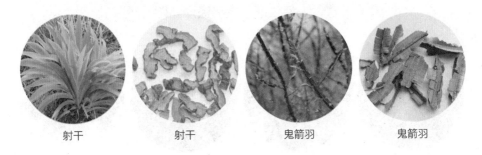

射干　　　　射干　　　　鬼箭羽　　　　鬼箭羽

夏枯草苦，瘰疬瘿瘤，破癥散结，湿痹能瘳。
卷柏味苦，癥瘕血闭，风眩痿躄，脱肛下血。
马鞭味苦，破血通经，癥瘕痞块，服之最灵。

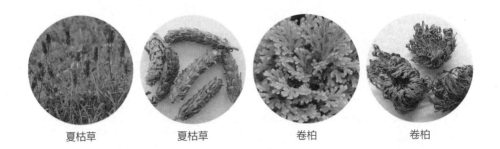

夏枯草　　　　夏枯草　　　　卷柏　　　　卷柏

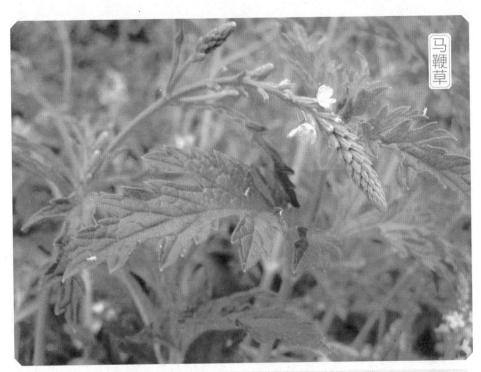

马鞭草

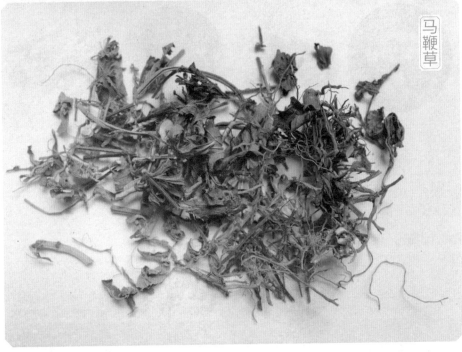

马鞭草

鹤虱味苦，杀虫追毒，心腹卒痛，蛇虫堪逐。

白头翁寒，清热凉血，瘿疬疮疝，止痛百节。

旱莲草甘，生须黑发，赤痢可止，血流可截。

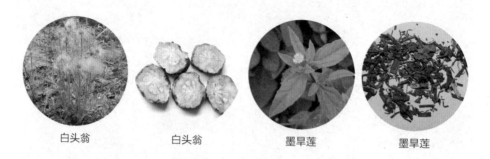

白头翁　　　　白头翁　　　　墨旱莲　　　　墨旱莲

慈菇辛苦，疗肿痛疽，恶疮瘾疹，蛇虺并施。

榆皮味甘，通水除淋，能利关节，敷肿痛定。

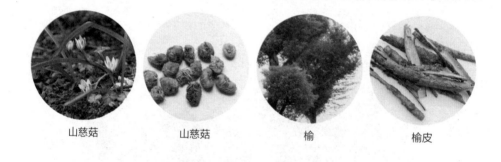

山慈菇　　　　山慈菇　　　　榆　　　　榆皮

钩藤微寒，疗儿惊痫，手足瘈疭，抽搐口眼。

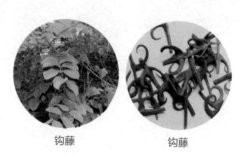

钩藤　　　　钩藤

豨莶味甘，追风除湿，聪耳明目，乌须黑发。

葵花味甘，带痢两功，赤治赤者，白治白同。

辛夷味辛，鼻塞流涕，香臭不闻，通窍之剂。

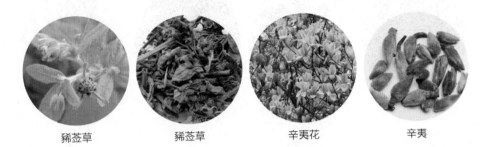

豨莶草　　　　豨莶草　　　　辛夷花　　　　辛夷

续随子辛，恶疮蛊毒，通经消积，不可过服。

海桐皮苦，霍乱久痢，疳䘌疥癣，牙疼亦治。

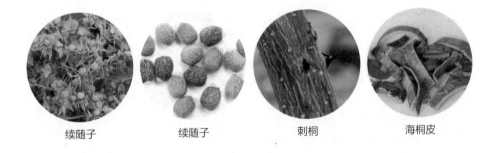

续随子　　　　续随子　　　　刺桐　　　　海桐皮

石楠藤辛，肾衰脚弱，风淫湿痹，堪为妙药。

鬼臼有毒，辟瘟除恶，杀虫驱蛊，风邪烦惑。

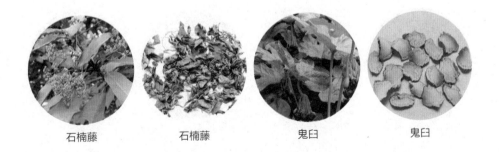

石楠藤　　　　石楠藤　　　　鬼臼　　　　鬼臼

大青气寒，伤寒热毒，黄汗黄疸，时疫宜服。

侧柏叶苦，吐衄崩痢，能生须眉，除湿之剂。

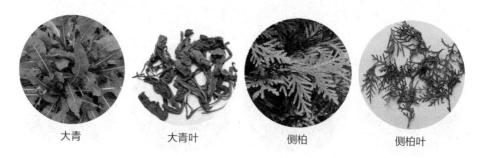

| 大青 | 大青叶 | 侧柏 | 侧柏叶 |

槐实味苦，阴疮湿痒，五痔肿痛，泻热凉血。

瓦楞子咸，妇人血块，男子痰癖，癥瘕可瘥。

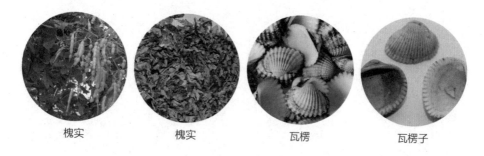

| 槐实 | 槐实 | 瓦楞 | 瓦楞子 |

棕榈子苦，禁泄涩痢，带下崩中，肠风堪治。

冬葵子寒，滑胎易产，癃利小便，善通乳难。

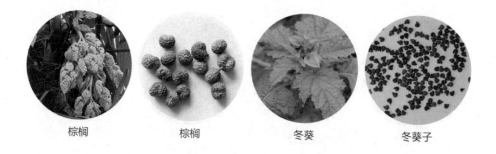

| 棕榈 | 棕榈 | 冬葵 | 冬葵子 |

淫羊藿辛，阴起阳兴，坚筋益骨，志强力增。

松脂味甘，滋阴补阳，驱风安脏，膏可贴疮。

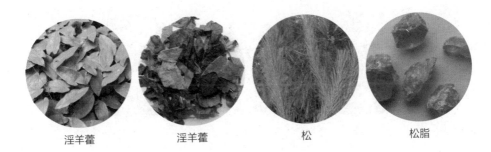

淫羊藿　　　　淫羊藿　　　　松　　　　松脂

覆盆子甘，肾损精竭，黑须明眸，补虚续绝。

合欢味甘，利人心志，安脏明目，快乐无虑。

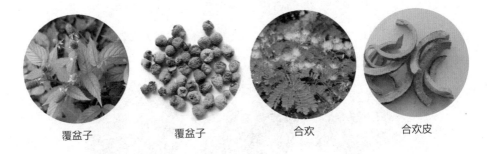

覆盆子　　　　覆盆子　　　　合欢　　　　合欢皮

金樱酸涩，梦遗精滑，禁止遗尿，寸白虫杀。

楮实味甘，壮筋明目，益气补虚，阴痿当服。

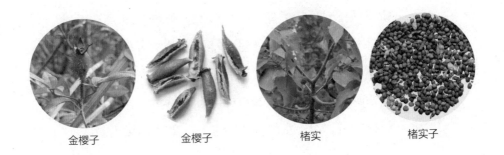

金樱子　　　　金樱子　　　　楮实　　　　楮实子

郁李仁酸，破血润燥，退肿利便，关格通导。

没食子苦，益血生精，染须最妙，禁痢极灵。

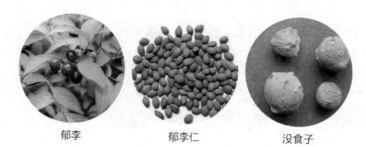

郁李　　　　　郁李仁　　　　　没食子

空青气寒，治眼通灵，青盲赤肿，去暗回明。

密陀僧咸，止痢医痔，能除白癜，诸疮可治。

伏龙肝温，治疫安胎，呕吐咳逆，下血心烦。

石灰味辛，性烈有毒，辟虫立死，能去息肉。

穿山甲毒，痔癣恶疮，吹奶肿痛，通经排脓。

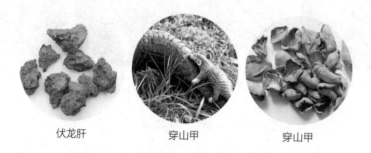

伏龙肝　　　　穿山甲　　　　穿山甲

蚯蚓气寒，伤寒瘟病，大热狂言，投之立应。

蜘蛛气寒，狐疝偏痛，蛇虺咬涂，疗肿敷用。

蟾蜍气凉，杀疳蚀癖，瘟疫能治，疮毒可祛。

刺猬皮苦，主医五痔，阴肿疝痛，能开胃气。

蛤蚧味咸，肺痿咯血，传尸劳疰，纳气定喘。

蝼蛄味咸，治十水肿，上下左右，效不旋踵。

蜗牛味咸，口眼㖞僻，惊痫拘挛，脱肛咸治。
桑螵蛸咸，淋浊精泄，除疝腰疼，虚损莫缺。
田螺性冷，利大小便，消肿除热，醒酒立见。

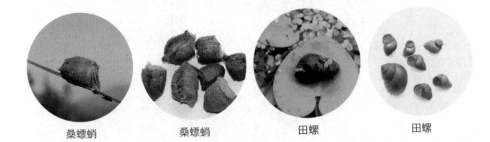

桑螵蛸　　桑螵蛸　　田螺　　田螺

象牙气平，杂物刺喉，能通小便，诸疮可瘳。
水蛭味咸，除积瘀坚，通经堕产，折伤可痊。
贝子味咸，解肌散结，利水消肿，目翳清洁。
蛤蜊肉冷，能止消渴，酒毒堪除，开胃顿豁。
海粉味咸，大治顽痰，妇人白带，咸能软坚。
石蟹味咸，点目肿翳，解蛊胀毒，催生落地。
海螵蛸咸，漏下赤白，癥瘕疝气，阴肿可得。

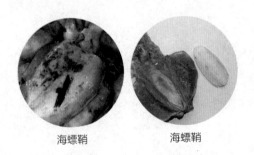

海螵蛸　　海螵蛸

无名异甘，金疮折损，去瘀止痛，生肌有准。
青礞石寒，硝煅金色，坠痰消食，奇妙莫测。
磁石味咸，铁毒能杀，镇惊安神，阳潜气纳。

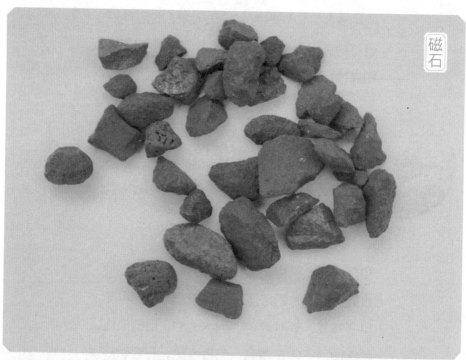

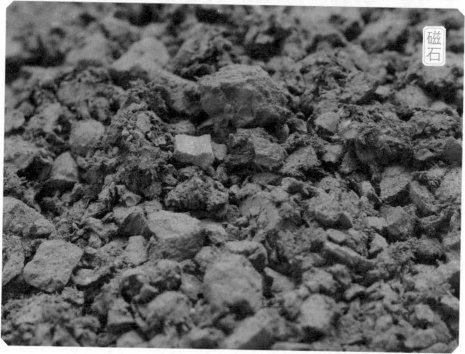

花蕊石寒，善止诸血，金疮血流，产后血涌。

代赭石寒，下胎崩带，儿疳泻痢，镇逆定痫。

黑铅味甘，止呕反胃，瘿瘤虫聚，安神定志。

银屑味辛，谵语恍惚，定志养神，镇心明目。

金屑味甘，善解热毒，癫狂惊痫，调和血脉。

狗脊味甘，酒蒸入剂，腰背膝痛，风寒湿痹。

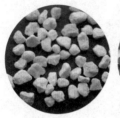
花蕊石

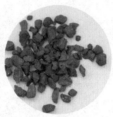
代赭石

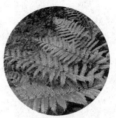
狗脊

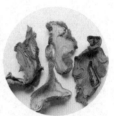
狗脊

骨碎补温，折伤骨节，风血积疼，最能破血。

茜草味苦，蛊毒吐血，经带崩漏，损伤虚热。

预知子贵，治一切风，痃癖气块，消食杀虫。

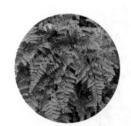
骨碎补

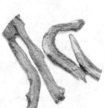
骨碎补

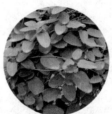
木通

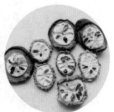
预知子

留行子苦，调经催产，除风痹痉，乳痈当啖。

狼毒味辛，破积癥瘕，恶疮鼠瘘，毒杀痛定。

藜芦味辛，最能发吐，肠澼泻痢，杀虫消蛊。

蓖麻子辛，吸出滞物，涂顶肠收，涂足胎出。

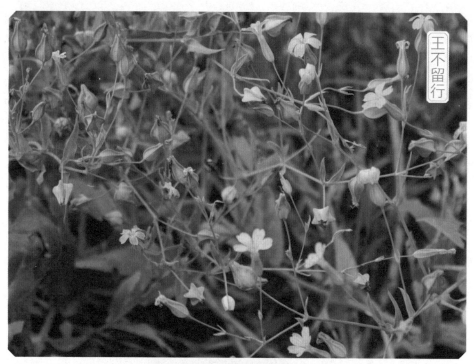

王不留行

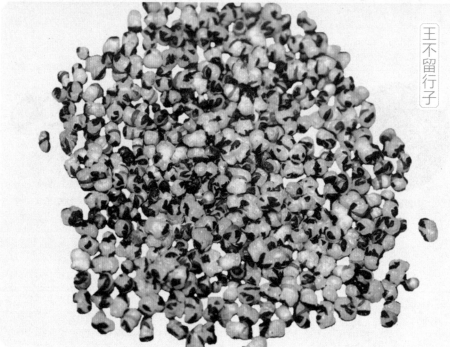

王不留行子

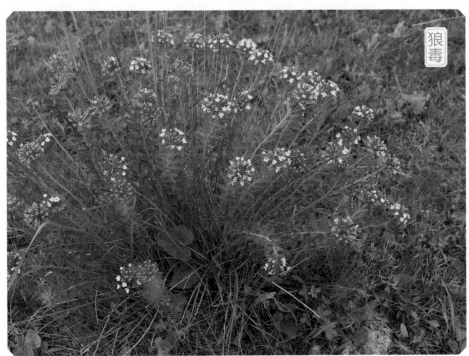

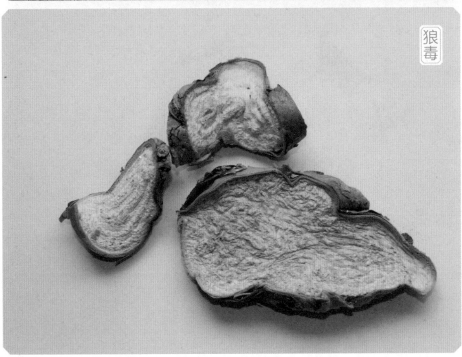

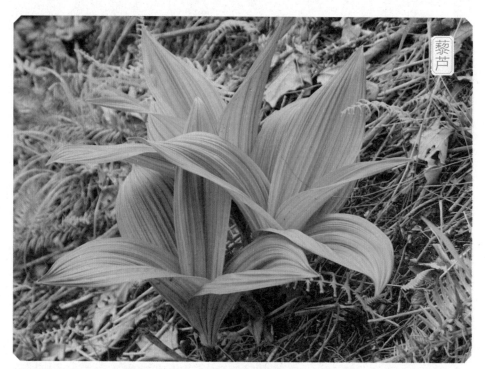

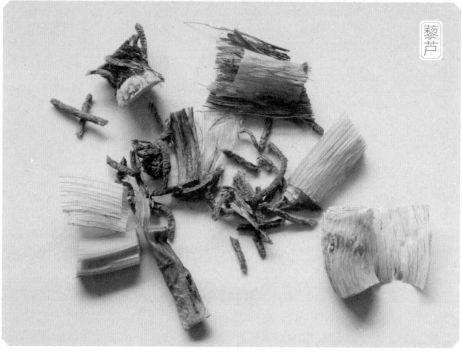

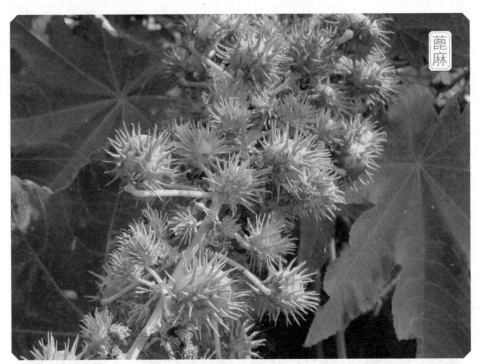

蓖麻

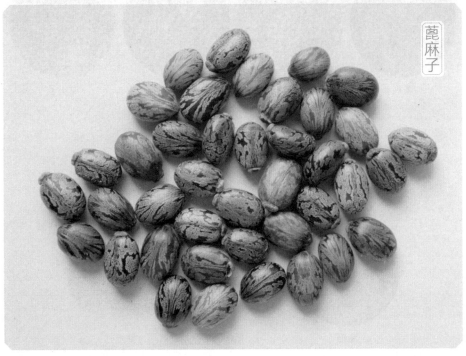

蓖麻子

荜茇味辛，温中下气，痃癖阴疝，霍乱泻痢。

百部味甘，骨蒸劳瘵，杀疳蛔虫，久嗽功大。

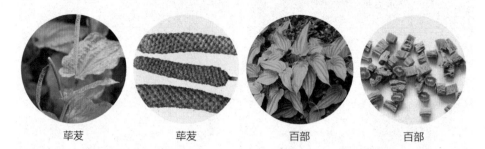

| 荜茇 | 荜茇 | 百部 | 百部 |

京墨味辛，吐衄下血，产后崩中，止血甚捷。

黄荆子苦，善治咳逆，骨节寒热，能下肺气。

女贞实苦，黑发乌须，强筋壮力，去风补虚。

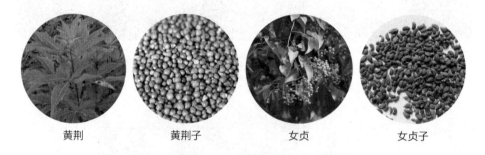

| 黄荆 | 黄荆子 | 女贞 | 女贞子 |

瓜蒂苦寒，善能吐痰，消身肿胀，并治黄疸。

粟壳性涩，泄痢嗽怯，脘腹疼痛，服之即除。

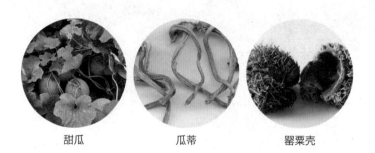

| 甜瓜 | 瓜蒂 | 罂粟壳 |

巴豆辛热，除胃寒积，破癥消痰，大能通利。

夜明砂粪，能下死胎，小儿无辜，瘰疬堪裁。

斑蝥有毒，破血通经，诸疮瘰疬，水道能行。

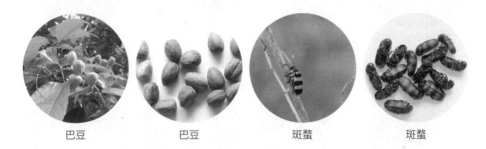

巴豆　　　　　　巴豆　　　　　　斑蝥　　　　　　斑蝥

蚕沙性温，湿痹瘾疹，瘫风肠鸣，消渴可饮。

胡黄连苦，治劳骨蒸，小儿疳痢，盗汗虚惊。

使君甘温，消疳消浊，泻痢诸虫，总能除却。

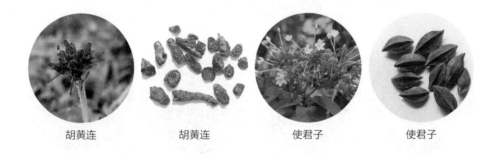

胡黄连　　　　　胡黄连　　　　　使君子　　　　　使君子

赤石脂温，保固肠胃，溃疡生肌，涩精泻痢。

青黛咸寒，能平肝木，惊痫疳痢，兼除热毒。

阿胶甘温，止咳脓血，吐血胎崩，虚羸可啜。

白矾味酸，化痰解毒，燥湿杀虫，止痒止血。

五倍苦酸，疗齿疳蟹，痔痢疮脓，兼除风热。

玄明粉辛，能蠲宿垢，化积消痰，诸热可疗。

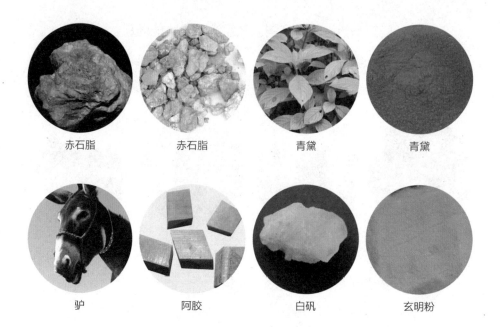

赤石脂　　　　赤石脂　　　　青黛　　　　青黛

驴　　　　阿胶　　　　白矾　　　　玄明粉

通草味甘，善治膀胱，消痈散肿，能医乳房。
枸杞甘温，添精补髓，明目祛风，阴兴阳起。

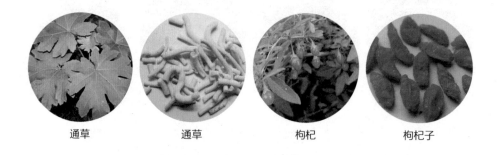

通草　　　　通草　　　　枸杞　　　　枸杞子

黄精味甘，能安脏腑，五劳七伤，此药大补。
何首乌甘，种子添精，黑发悦颜，补血养阴。
五味酸温，生津止渴，久嗽虚劳，金水枯竭。
山茱萸温，涩精益髓，肾虚耳鸣，腰膝痛止。
石斛味甘，却惊定志，壮骨补虚，善驱冷痹。

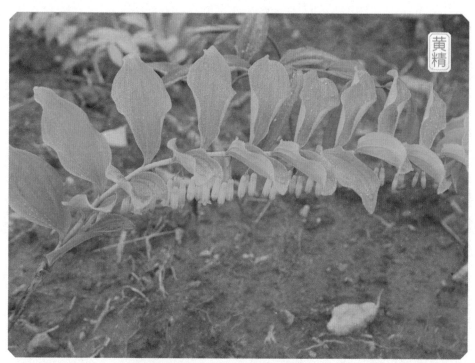

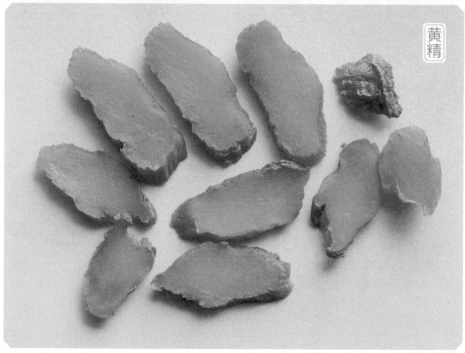

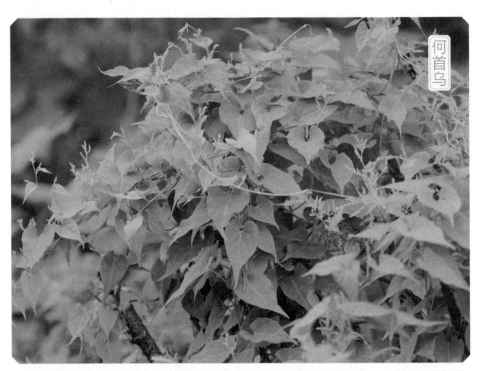

何首乌

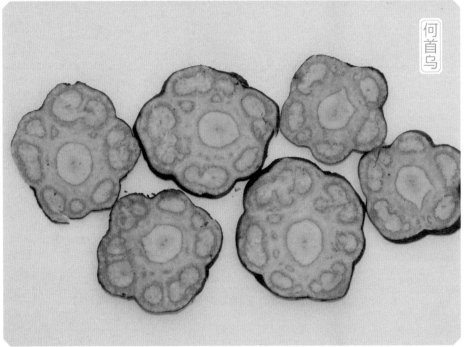

何首乌

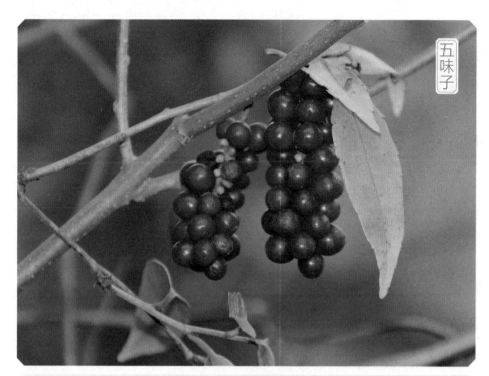

五味子

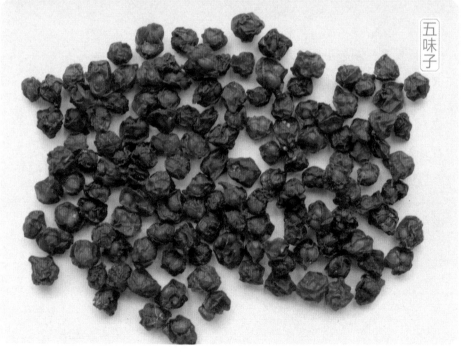

五味子

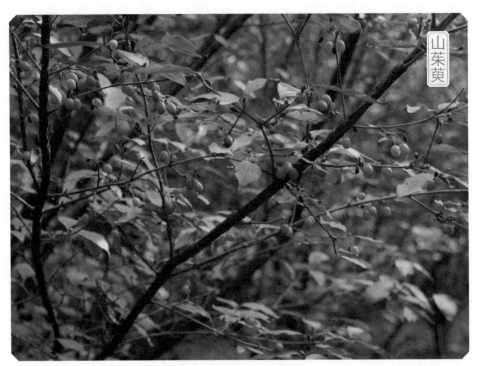

山茱萸

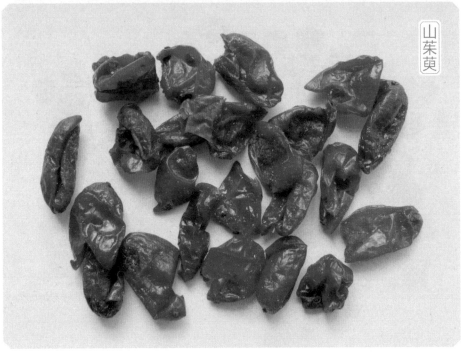

山茱萸

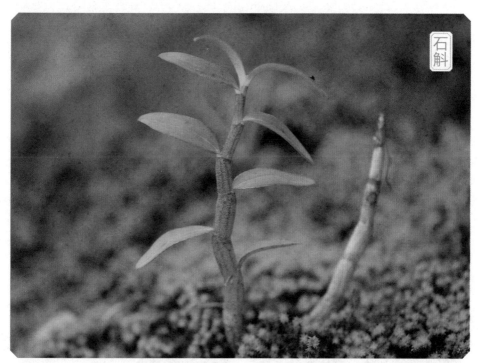

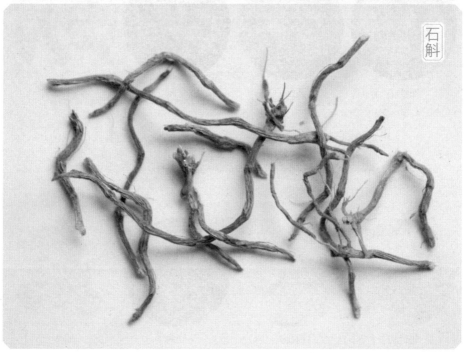

破故纸温，腰膝酸痛，兴阳固精，盐酒炒用。

薯蓣甘温，理脾止泻，益肾补中，诸虚可治。

苁蓉味甘，峻补精血，若骤用之，更动便滑。

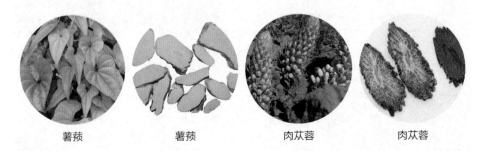

薯蓣　　　　　薯蓣　　　　　肉苁蓉　　　　肉苁蓉

菟丝甘平，梦遗滑精，腰痛膝冷，添髓壮筋。

牛膝味苦，除湿痹痿，腰膝酸疼，小便淋沥。

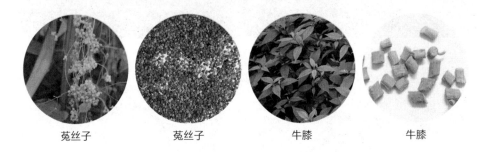

菟丝子　　　　菟丝子　　　　牛膝　　　　　牛膝

巴戟辛甘，大补虚损，精滑梦遗，强筋固本。

仙茅味辛，腰足挛痹，虚损劳伤，阳道兴起。

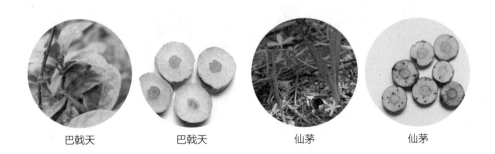

巴戟天　　　　巴戟天　　　　仙茅　　　　　仙茅

牡蛎微寒，涩精止汗，崩带胁痛，老痰祛散。

楝子苦寒，膀胱疝气，中湿伤寒，利水之剂。

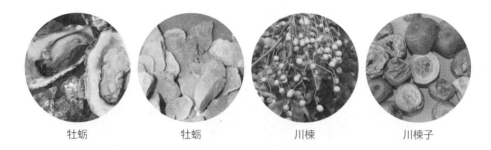

牡蛎　　　　牡蛎　　　　川楝　　　　川楝子

萆薢甘苦，风寒湿痹，腰背冷痛，添精益气。

寄生甘苦，腰痛顽麻，续筋坚骨，风湿尤佳。

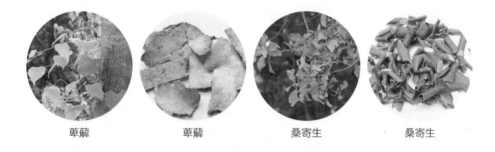

萆薢　　　　萆薢　　　　桑寄生　　　桑寄生

续断味辛，接骨续筋，跌扑折损，且固遗精。

龙骨味甘，梦遗精泄，崩带肠痈，惊痫风热。

人之头发，补阴甚捷，吐衄血晕，风惊痫热。

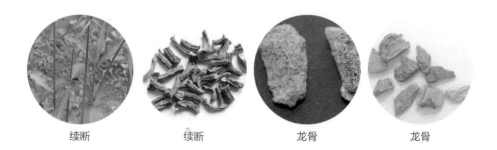

续断　　　　续断　　　　龙骨　　　　龙骨

雀卵气温，善扶阳痿，可致坚强，当能固闭。

鹿茸甘温，益气滋阴，泄精尿血，崩带堪任。

鹿角胶温，吐衄虚羸，跌扑伤损，崩带安胎。

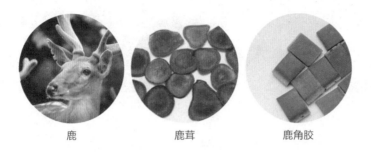

鹿　　　　　　　　鹿茸　　　　　　　　鹿角胶

腽肭脐热，补益元阳，驱邪辟毒，痃癖劳伤。

紫河车甘，疗诸虚损，劳瘵骨蒸，滋培根本。

枫香味辛，外科要药，瘤疮瘾疹，齿痛亦可。

檀香味辛，开胃进食，霍乱腹痛，理气散寒。

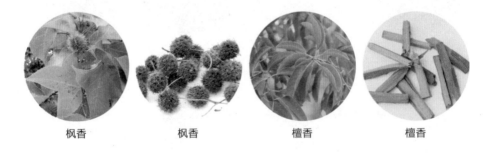

枫香　　　　　　枫香　　　　　　　檀香　　　　　　　檀香

安息香辛，辟邪驱恶，开窍通关，鬼胎能落。

苏合香甘，开窍诛恶，蛊毒痫痓，祛痰解郁。

熊胆味苦，热蒸黄疸，恶疮虫痔，五疳惊痫。

硇砂有毒，溃痈烂肉，除翳生肌，破癥消毒。

硼砂味辛，疗喉肿痛，膈上热痰，噙化立中。

朱砂味甘，镇心养神，惊痫癫狂，眠安目明。

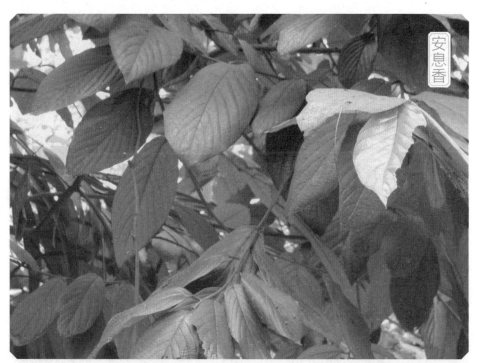

安息香

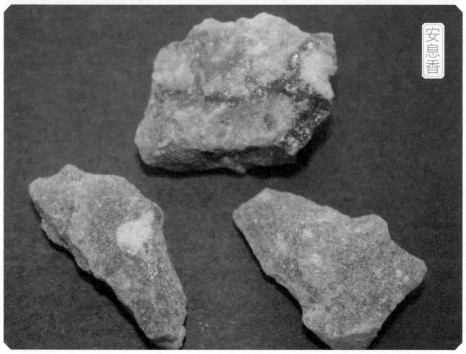

安息香

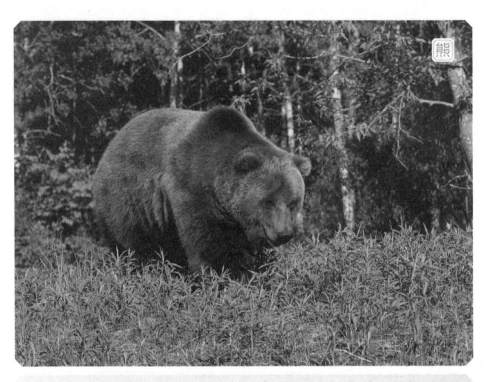

熊

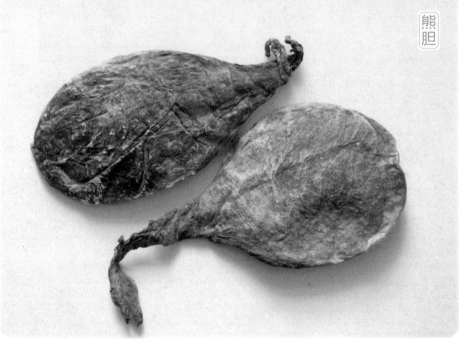

熊胆

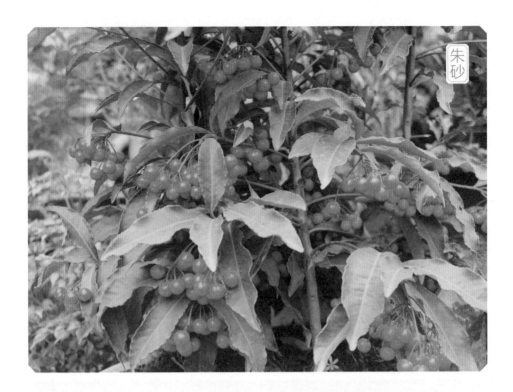

朱砂

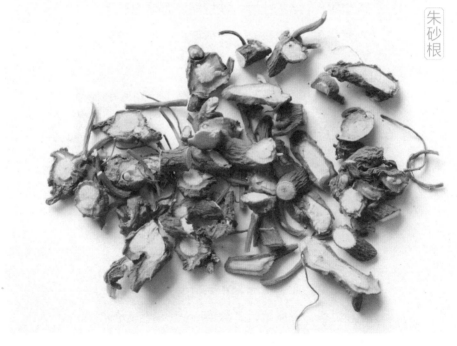

朱砂根

硫黄性热，扫除疥疮，壮阳逐冷，寒邪敢当。

龙脑味辛，目痛头痹，狂躁妄语，真为良剂。

芦荟气寒，杀虫消疳，癫痫惊搐，服之立安。

天竺黄甘，急慢惊风，镇心解热，驱邪有功。

麝香辛温，善通关窍，活血安惊，解毒甚妙。

乳香辛苦，疗诸恶疮，生肌止痛，心腹尤良。

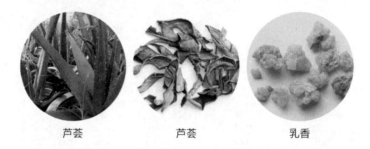

| 芦荟 | 芦荟 | 乳香 |

没药温平，治疮止痛，跌打损伤，破血通用。

阿魏性温，除癥破结，辟恶杀虫，传尸可灭。

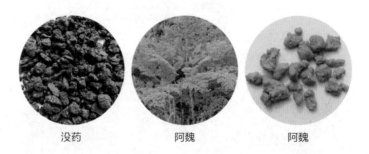

| 没药 | 阿魏 | 阿魏 |

水银性寒，治疥杀虫，断绝胎孕，催生立通。

轻粉性燥，外科要药，杨梅诸疮，杀虫可托。

灵砂性温，血脉能通，止烦辟邪，虚人忌用。

砒霜大毒，风痰可吐，截疟除哮，能消沉痼。

雄黄甘辛，辟邪解毒，更治蛇虺，喉风息肉。

珍珠气寒，镇惊除痫，开聋磨翳，止渴坠痰。

牛黄味苦，大治风痰，清热解毒，惊痫灵丹。

琥珀味甘，镇惊安神，破瘀消癥，利水通涩。

血竭味咸，跌扑伤损，恶毒疮痈，破血有准。

石钟乳甘，气乃剽悍，益气固精，明目延寿。

阳起石甘，肾气乏绝，阴痿不起，其效甚捷。

桑椹子甘，解金石燥，清除热渴，染须发皓。

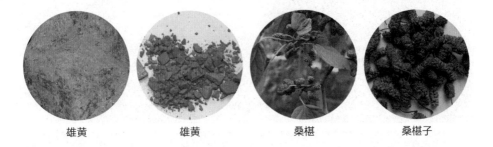

雄黄　　　　　雄黄　　　　　桑椹　　　　　桑椹子

蒲公英苦，溃坚消肿，结核能除，食毒堪用。

石韦味苦，通利膀胱，遗尿或淋，发背疮疡。

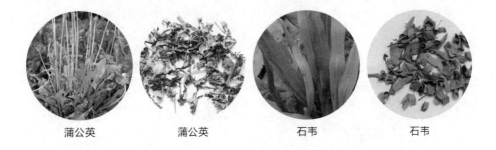

蒲公英　　　　蒲公英　　　　石韦　　　　　石韦

萹蓄味苦，疥瘙疽痔，小儿蛔虫，女人阴蚀。

赤箭味苦，原号定风，杀虫蛊毒，除疝疗痈。

鸡内金寒，尿遗精泄，禁痢漏崩，更除烦热。

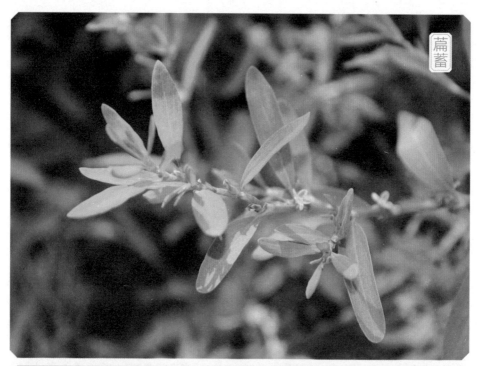

萹蓄

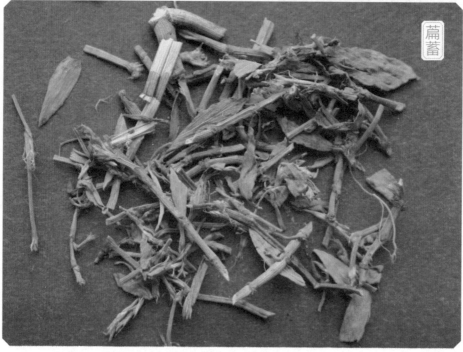

萹蓄

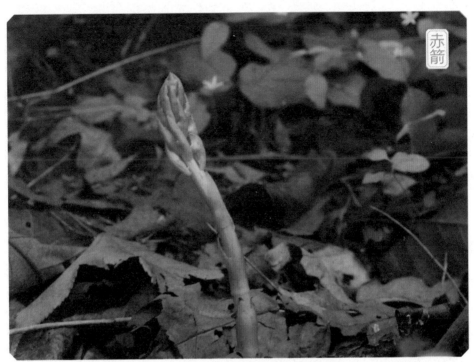

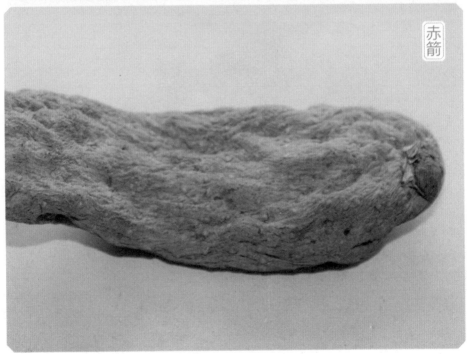

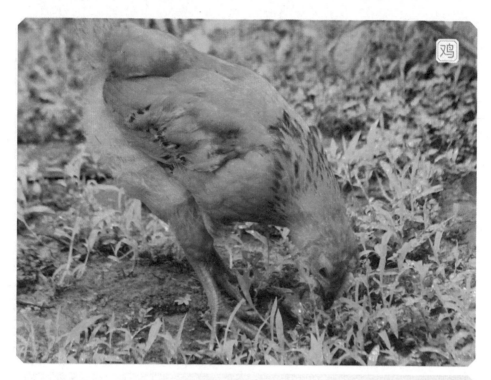

鸡

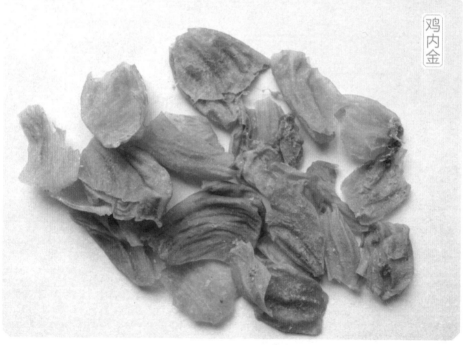

鸡内金

鳗鲡鱼甘，劳瘵杀虫，痔漏疮疹，崩疾有功。

螃蟹味咸，散血解结，益气养筋，除胸烦热。

马肉味辛，堪强腰脊，自死老死，并弃勿食。

白鸽肉平，解诸药毒，能除疥疮，味胜猪肉。

兔肉味辛，补中益气，止渴健脾，解热疗痹。

牛肉属土，补脾胃弱，乳养虚羸，善滋血涸。

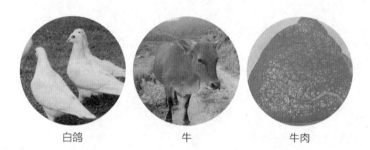

白鸽　　　　　　牛　　　　　　牛肉

猪肉味甘，量食补虚，动风痰物，多食虚肥。

羊肉味甘，专补虚羸，开胃补肾，不致阳痿。

雄鸡味甘，动风助火，补虚温中，血漏亦可。

鸭肉散寒，补虚劳怯，消水肿胀，退惊痫热。

鲤鱼味甘，消水肿满，下气安胎，其功不缓。

鲫鱼味甘，和中补虚，理胃进食，肠澼泻痢。

驴肉微寒，安心解烦，能发痼疾，以动风淫。

鳝鱼味甘，益智补中，能祛狐臭，善散湿风。

白鹅肉甘，大补脏腑，最发疮毒，痼疾勿与。

犬肉性温，益气壮阳，炙食作渴，阴虚禁尝。

鳖肉性冷，凉血补阴，癥瘕勿食，孕妇勿侵。

芡实味甘，能益精气，腰膝酸痛，固涩止遗。

石莲子苦，疗噤口痢，白浊遗精，清心良剂。

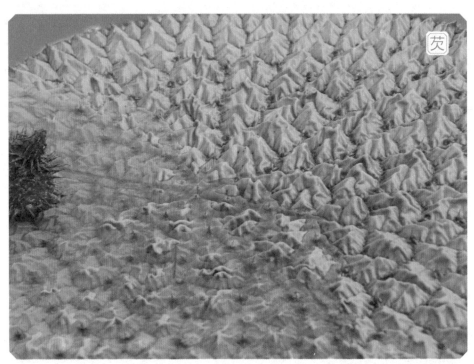

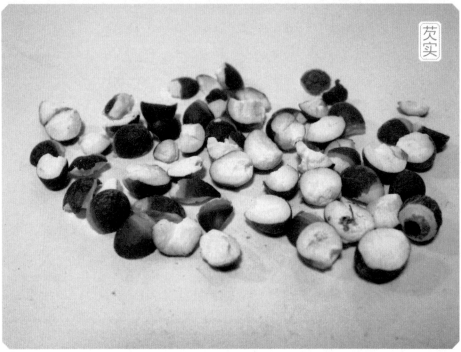

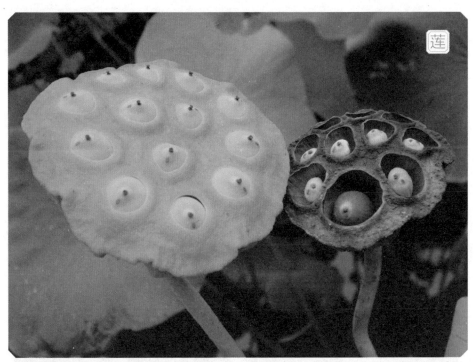

莲

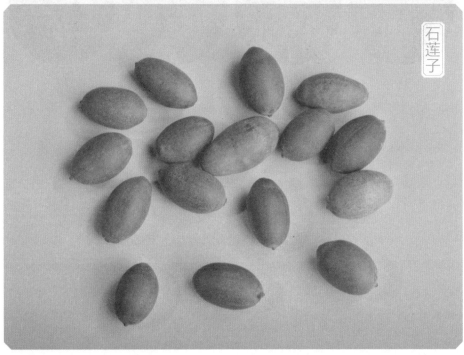

石莲子

藕味甘甜，解酒清热，消烦逐瘀，止吐衄血。

龙眼味甘，归脾益智，健忘怔忡，聪明广记。

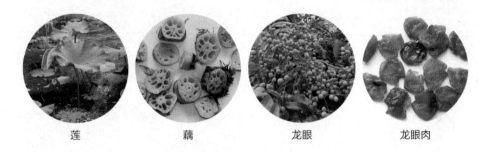

莲　　　　　藕　　　　　龙眼　　　　龙眼肉

莲须味甘，益肾乌须，涩精固髓，悦颜补虚。

柿子气寒，能润心肺，止渴化痰，涩肠禁痢。

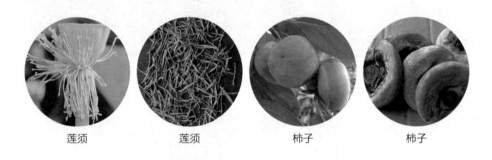

莲须　　　　莲须　　　　柿子　　　　柿子

石榴皮酸，能禁精漏，止痢涩肠，染须尤妙。

陈仓谷米，调和脾胃，解渴除烦，能止泻痢。

莱菔子辛，喘咳下气，倒壁冲墙，胀满消去。

芥菜味辛，除邪通鼻，能利九窍，多食通气。

浆水味酸，酷热当茶，除烦消食，泻痢堪夸。

砂糖味甘，润肺和中，多食损齿，湿热生虫。

饴糖味甘，和脾润肺，止渴消痰，中满休食。

麻油性冷，善解诸毒，通便消痈，蛔痛可服。

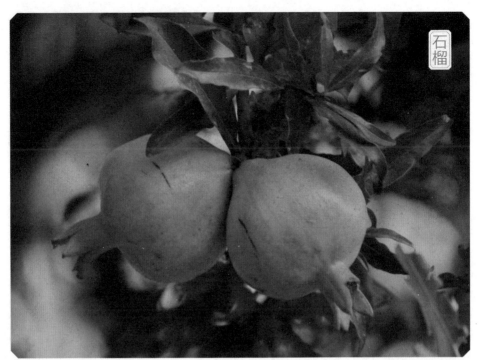

石榴

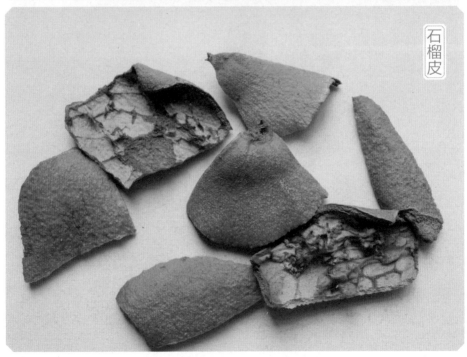

石榴皮

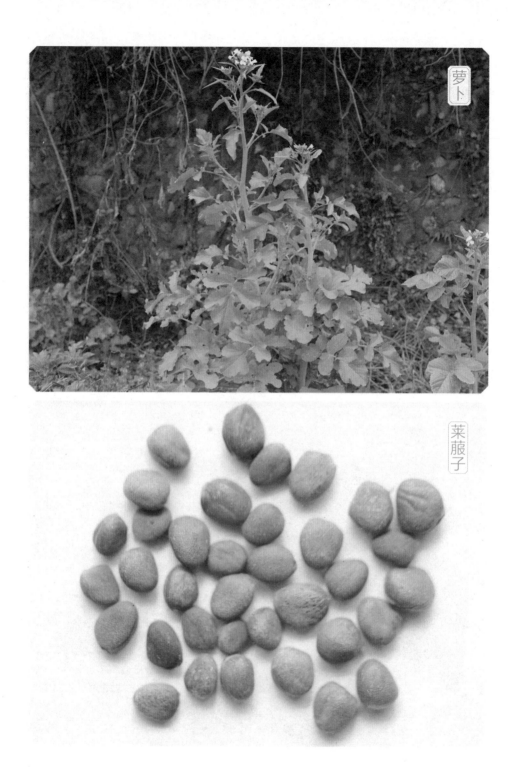

萝卜

莱菔子

白果甘苦，喘嗽白浊，点茶压酒，不可多嚼。

胡桃肉甘，补肾黑发，多食生痰，动气之物。

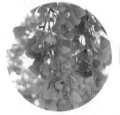
白果

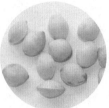
白果

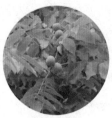
胡桃

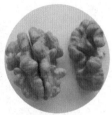
胡桃肉

梨味甘酸，解酒除渴，止嗽消痰，善驱烦热。

榠实味甘，主疗五痔，蛊毒三虫，不可多食。

竹茹止呕，能除寒热，胃热咳哕，不寐安歇。

竹叶味甘，退热安眠，化痰定喘，止渴消烦。

竹沥味甘，阴虚痰火，汗热烦渴，效如开锁。

莱菔根甘，下气消谷，痰癖咳嗽，兼解面毒。

灯草味甘，通利小水，癃闭成淋，湿肿为最。

艾叶温平，温经散寒，漏血安胎，心痛即愈。

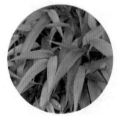
竹叶

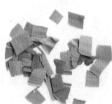
竹叶

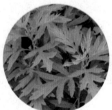
艾叶

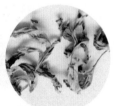
艾叶

绿豆气寒，能解百毒，止渴除烦，诸热可服。

川椒辛热，祛邪逐寒，明目杀虫，温而不猛。

胡椒味辛，心腹冷痛，下气温中，跌扑堪用。

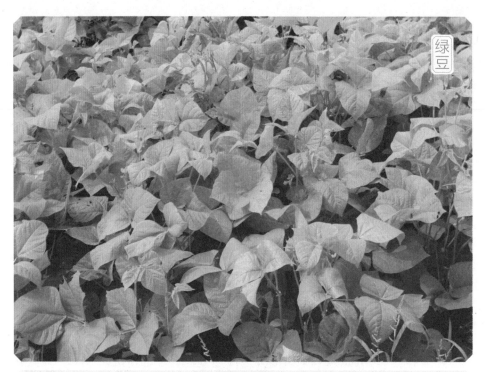

绿豆

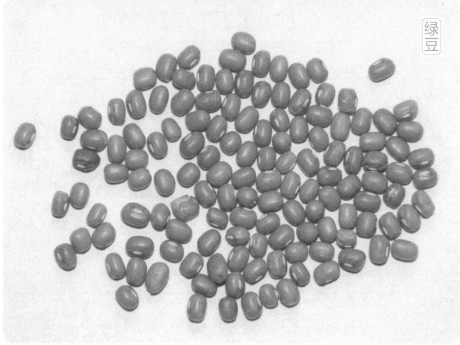

绿豆

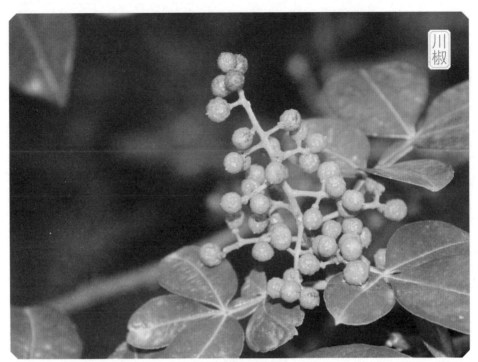

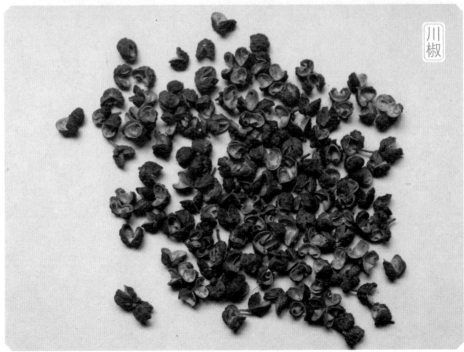

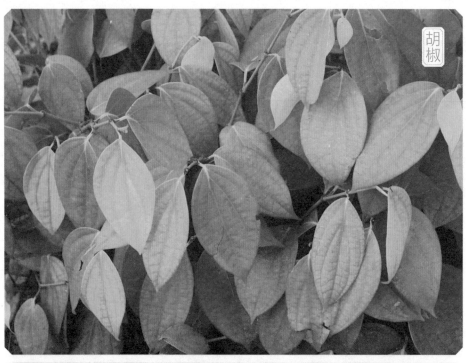

胡椒

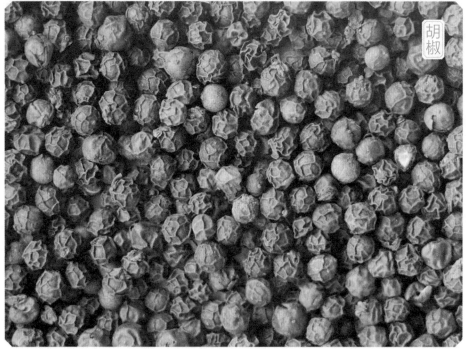

胡椒

石蜜甘平，入药炼熟，益气补中，润燥解毒。

马齿苋寒，青盲白翳，利便杀虫，癥痈咸治。

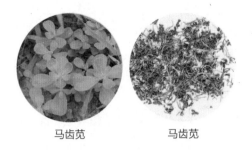

马齿苋　　　　　马齿苋

葱白辛温，发表出汗，伤寒头痛，肿痛皆散。

胡荽味辛，上止头痛，内消谷食，痘疹发生。

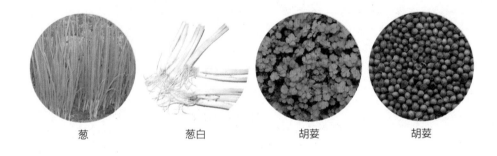

葱　　　　　葱白　　　　　胡荽　　　　　胡荽

韭味辛温，祛除胃热，汁清血瘀，子医梦泄。

大蒜辛温，化肉消谷，解毒散痈，多用伤目。

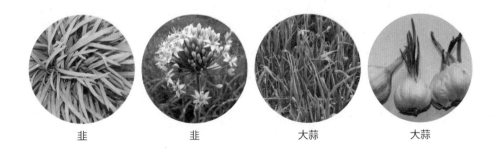

韭　　　　　韭　　　　　大蒜　　　　　大蒜

食盐味咸，能吐中痰，心腹卒痛，过多损颜。

茶茗性苦，热渴能济，上清头目，下消食气。

酒性辛温，活血祛风，寒湿痹痛，通络堪用。

醋消肿毒，积瘕可去，产后金疮，血晕皆治。

乌梅味酸，除烦解渴，霍疟泻利，止嗽劳热。

淡豆豉寒，能除懊恼，伤寒头痛，兼理瘴气。

莲子味甘，健脾理胃，止泻涩精，清心养气。

大枣味甘，调和百药，益气养脾，中满休嚼。

人乳味甘，补阴益阳，悦颜明目，羸劣仙方。

童便味凉，打扑瘀血，虚劳骨蒸，热嗽尤捷。

生姜性温，散寒畅神，痰嗽呕吐，开胃极灵。

药共四百，精制不同，生熟新久，炮煅炙烘。

汤丸膏散，各起疲癃，合宜而用，乃是良工。

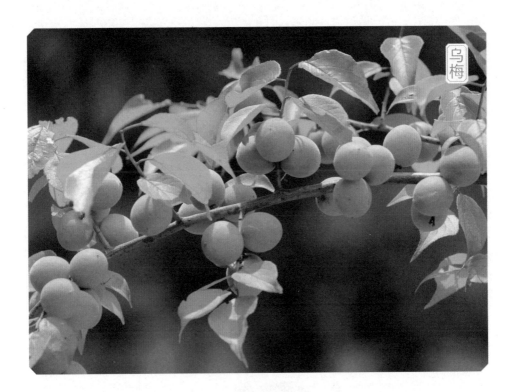

乌梅

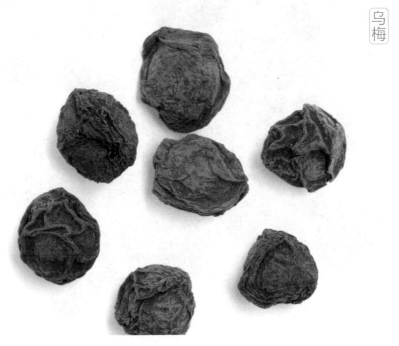

乌梅

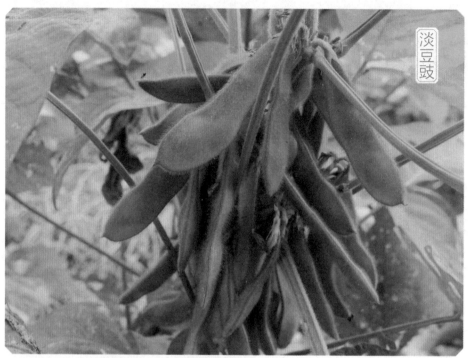

淡豆豉

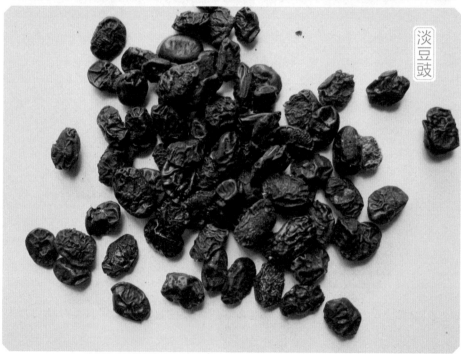

淡豆豉

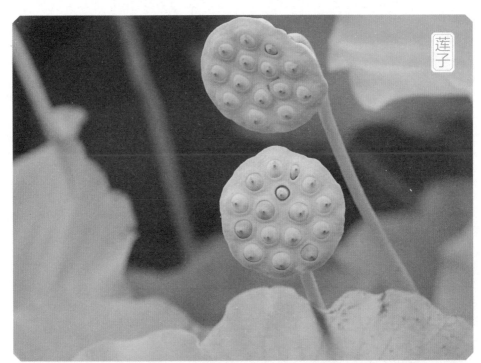

莲子

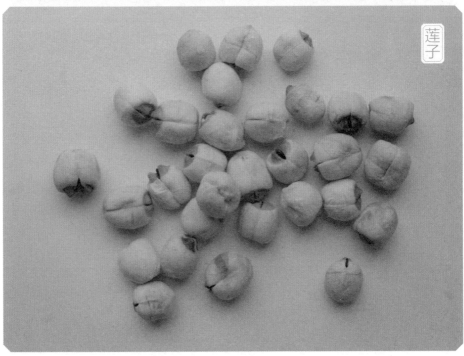

莲子

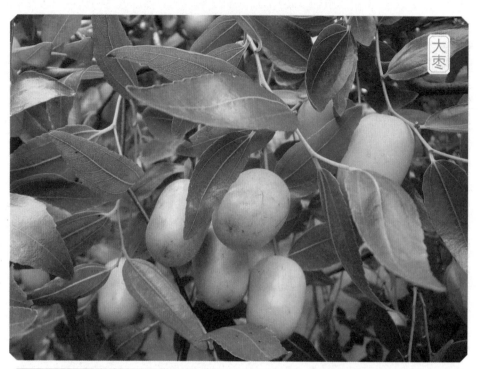

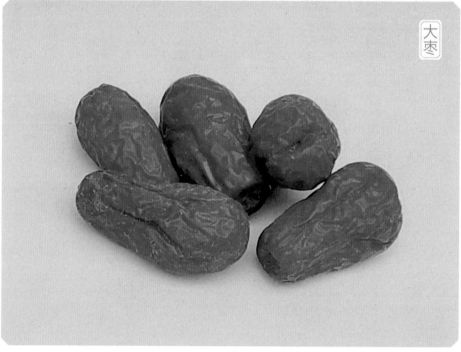